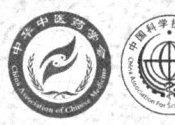

"十二五"国家科技支撑计划重点课题
中成药安全合理用药评价和干预技术研究与应用

皮肤病安全用药手册

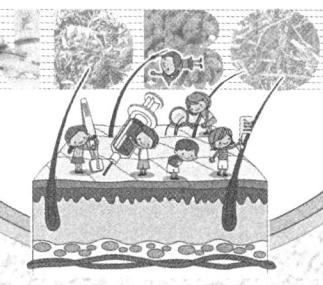

中华中医药学会 组 编

李邻峰 主 编

科学出版社

北京

内 容 简 介

本书是"十二五"国家科技支撑计划重点课题"中成药安全合理用药评价和干预技术研究与应用"的研究成果之一。全书分为两部分，总论部分从中成药的源流、剂型、类别、应用、管理等方面进行系统介绍。各论部分介绍了常见皮肤病如湿疹皮炎与皮肤过敏、皮肤感染、色素性皮肤病等的中成药治疗。内容新颖、实用，每种疾病均含有一个按照现代医学诊断为基础的典型病例，通过分析其中医辨证，给出适合该病治疗的中成药，并简要介绍药物的适应证、用法、用量及使用注意事项。希望能够对广大读者合理使用中成药提供有益的参考。

本书可供医务人员和广大中医药爱好者参考使用。

图书在版编目(CIP)数据

皮肤病安全用药手册 / 李邻峰主编；中华中医药学会组编．
—北京：科学出版社，2015.6
"十二五"国家科技支撑计划重点课题
ISBN 978-7-03-045153-8

Ⅰ.①皮… Ⅱ.①李… ②中… Ⅲ.①皮肤病－中成药－用药法－手册 Ⅳ.R275-62

中国版本图书馆CIP数据核字(2015)第143526号

责任编辑：鲍 燕 / 责任校对：李 影
责任印制：肖 兴 / 封面设计：王 浩

科学出版社 出版
北京东黄城根北街16号
邮政编码：100717
http://www.sciencep.com

新科印刷有限公司 印刷
科学出版社发行 各地新华书店经销

*

2015年6月第 一 版　　开本：B5（720×1000）
2015年6月第一次印刷　　印张：10 1/4
字数：210 000
定价：36.00元

（如有印装质量问题，我社负责调换）

"十二五"国家科技支撑计划重点课题
中成药安全合理用药评价和干预技术研究与应用

总编委会

总 主 编

李俊德	曹正逵	谢 钟	洪 净
温长路			

副总主编

王 奕	裴晓华	方建国	刘更生

编 委

王 奕	王小岗	方建国	刘更生
苏惠萍	李 怡	李邻峰	李国辉
李俊德	张书信	赵 丽	侯 丽
洪 净	徐荣谦	高 颖	曹正逵
曹俊岭	温长路	谢 钟	雷 燕
裴晓华	薛晓鸥	魏 玮	

编委会办公室

郭希勇	郭继华

本书编委会

主　编

李邻峰

副主编

张　苍

编写人员（按姓氏笔画排序）

李伯华　　　杨志勇　　　曹　洋

总前言

中医采用成药治病的历史非常悠久，内容十分丰富。在历代中医古籍记载的数以万计的方剂中，从剂型角度看有大量的成药方。即使是汤方，有许多也可以根据需要加工制作成成药。这些成药方经过长期的应用、积累、演变和发展，形成了丰富多彩的中成药种类。如大家熟知的六味地黄丸、大活络丹、藿香正气水、伤湿止痛膏等。我们现在所说的中成药，是指由国家相关部门批准生产的中药成品药，必须具备明确的药品名称、规格、组成（保密品种除外）、功效、适应证、用法、禁忌、注意事项、生产厂家、生产日期、有效日期、生产批号、批准文号等，产品说明名实相符。

中成药具有组方固定、用途明确、服用便捷、适用面广、性质稳定、易于贮存、携带方便等特点。既可备以应急，也便于长期服用。此外，中成药大都消除了汤剂的不良气味，减少了服药之苦，因而易于被患者接受。必须强调的是，中成药是中医防治疾病的重要方法之一，既要在中医理论指导下加工制作，也要在中医理论指导下正确使用。

本丛书既是"十二五"国家科技支撑计划重点课题"中成药安全合理用药评价和干预技术研究与应用"的研究成果，也为继续深化和促进安全用药知识教育与传播，为提高公众安全合理使用中成药的意识和水平，提供参考帮助。丛书定位于科普化，重点解决哪些是适宜向公众传播的用药知识，以及如何去传播这些知识。既可针对医务人员进行安全合理用药科普相关知识的培训，辅助医务工作者在日常药学服务过程中针对公众开展安全合理用药科普宣传；也能够供有一定知识水平的公众自主学习，提供安全合理用药的知识和实用技能。

本丛书的编写和组织工作，由中华中医药学会继续教育与科学普及部组织具有科普实践经验的药学专家和科普专家，将药学专业知识进行科普化加工编写而成，具有科学性、权威性、可读性和实用性。中华中医药学会继续教育与科学普及部，十分重视中医药行业公益性创新课题的研究与新成果的推广，多年来以"立足于中医，面向大众"为主要指导思想，积极参加科协组织的全国性科普活动，并发挥自身优势，通过举办科普讲座、编写科普书籍、开展健康咨询及义诊等多种形式，让中医走进千家万户，让百姓了解中医，认识中医。相信这部丛书的推出，一定会为中医药行业从业人员知识的丰富、为广大读者健康养生事业的推进、为中医药服务于国计民生的大局做出积极的贡献！

丛书总编委会

2015 年 5 月

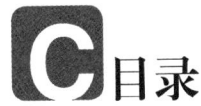目录

总前言

总论 中成药安全合理用药概述

中成药概说 / 3

中成药的剂型 / 6

中成药的类别 / 10

中成药的应用 / 25

中成药的管理 / 33

各论 皮肤病安全用药

概述 / 39

湿疹 / 41

特应性皮炎 / 46

脂溢性皮炎 / 49

神经性皮炎 / 52

荨麻疹 / 55

淤积性皮炎 / 60

瘙痒症 / 62

毛囊炎 / 72

痈 / 75

丹毒 / 80

手足癣 / 87

寻常疣 / 88

扁平疣 / 89

单纯疱疹 / 94

带状疱疹 / 97

水痘 / 102

黄褐斑 / 106

白癜风 / 110

痤疮 / 113

酒渣鼻 / 117

斑秃 / 120

多汗症 / 122

银屑病 / 125

玫瑰糠疹 / 130

鱼鳞病 / 132

色素性紫癜性皮肤病 / 134

过敏性紫癜 / 139

结节性红斑 / 146

日光性皮炎 / 151

痱子 / 153

附录 中成药药名索引

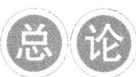

中成药安全合理用药概述

中成药概说

1. 什么是中成药

中成药是根据中医成方将中药饮片加工制作的成品药,也就是通常所说的丸散膏丹等剂型的药物,如大家熟知的六味地黄丸、大活络丹、藿香正气水、伤湿止痛膏等。一般来说,中成药是与针对某人按照处方煎煮的汤药相对而言的,中成药提前制备而成,随时可用。

我们现在所说的中成药,是指由国家相关部门批准生产的中药成品药,必须具备明确的药品名称、规格、组成(保密品种除外)、功效、适应证、用法、禁忌、注意事项、生产厂家、生产日期、有效日期、生产批号、批准文号等,产品与说明名实相符。

中成药具有组方固定、用途明确、服用便捷、适用面广、性质稳定、易于贮存、携带方便等特点。既可备以应急,也便于长期服用。此外,中成药大都消除了汤剂的不良气味,减少了服药之苦,因而易于被患者接受。

但必须强调的是,中成药是中医防治疾病的重要方法之一,既要在中医理论指导下加工制作,也要在中医理论指导下正确使用。

2. 中成药发展简史

中医采用成药治病的历史非常悠久,内容十分丰富。在历代中医古籍记载的数以万计的方剂中,从剂型角度看有大量的成药方。即使是汤方,有许多也可以根据需要加工制作成成药。这些成药方经过长期的应用、积累、演变和发展,形成了丰富多彩的中成药种类。

中成药的起源现可以追溯到夏商时期,在甲骨文中就有以芳香药物酿制鬯酒的记载,既是最早的酒剂,也可以看作是具有保健作用的中成药。

长沙马王堆汉墓出土的《五十二病方》,记载了先秦时期用于治疗 52 种疾病的 283 个药方,尽管这些方剂还没有名字,但丸、散、饼、曲、酒、油膏、丹、胶等剂型已经具备了。

我国现存最早的医学典籍《黄帝内经》治病以针刺为主,其中还记载了 13 首方剂，其中9种为成方制剂，包括丸、丹、膏、酒等，而且已经有了名称。

《神农本草经》是我国现存第一部药学专著，不仅奠定了中药学的理论基础，而且对药物的四气、五味、配伍、剂型、服药时间及方法、药物采制与加工等有了明确的记载。

东汉末年，著名医家张仲景撰写了《伤寒杂病论》，无论在方剂数量还是剂型上都有了很大的发展，被后世称为"方书之祖"。后人将该书整理成为《伤寒论》和《金匮要略》两书，其中《伤寒论》载方113首，《金匮要略》载方262首，包括60多首成药方，如五苓散、乌梅丸、理中丸、肾气丸、麻子仁丸等至今仍在应用。此外，书中还记载了蜜丸剂、浓缩丸剂、散剂、酒剂、阴道栓剂、洗剂、浴剂、熏烟剂、滴耳剂、软膏剂、灌肠剂等多种剂型，不仅丰富了中医治病手段，而且为后世中成药的发展奠定了坚实基础。

东汉魏伯阳的道教著作《周易参同契》，托易象而论炼丹，以求长生不老。其中所言外丹，对推动中药丹剂的应用和发展产生了较大影响。

晋代，葛洪编写的《肘后备急方》载方101首，其中成药方占了半数以上，并且首次使用了"成剂药"一词，与我们今天所说的成药含义一致。在成药组方与制作方法上也有了新的发展，如采用羊肝配伍黄连用于治疗眼疾的羊肝丸，疗效较好。此外，还收载了蜡丸、灸剂、熨剂等剂型。葛洪还著有《抱朴子》一书，其中涉及多种丹剂的制作。

唐代，孙思邈在《备急千金要方》和《千金翼方》中分别收载了药方5300余首和2200余首。其中著名的紫雪丹、定志丸、磁朱丸等沿用至今，且各种剂型俱备。此外，《千金要方》设有"万病丸散"一门，选通治诸病成方13首，详言成药辨证应用方法。王焘《外台秘要方》收方6800余首，成药方有苏合香丸、五加皮酒等传世。

宋代，文化昌明，印刷术的发明与应用大大促进了方药知识的传播。政府不仅主持编纂《太平圣惠方》《圣济总录》等大型方书，而且还设立熟药所，后更名惠民和剂局，专门从事成药的生产与销售。《太平惠民和剂局方》是根据其配制成药的处方，由陈师文等汇编而成的方书，收载成药788种，许多成方沿用至今，如二陈丸、十全大补丸、逍遥散、参苓白术散、藿香正气散、至宝丹、小活络丹等，对后世影响较大。钱乙《小儿药证直诀》根据小儿特点，大量使用成药，著名的六味地黄丸即为钱乙根据金匮肾气丸化裁而成。此外，严用和《济生方》中的归脾丸、许叔微《普济本事方》中的四神丸等均为名著于世的成药方。

金元时期，名医辈出，流派纷呈，诸医家创制了不少各具学术特色的成药方。如刘完素的防风通圣丸、六一散，张从正的木香槟榔丸、禹功散，李杲的补中益气汤（丸）、清暑益气丸、朱砂安神丸，朱丹溪的大补阴丸、左金丸、保和丸、越鞠丸等，均流芳至今。

明代，中药成方制剂进一步发展，记载成方的中医药著作颇多。如《普济方》《本草纲目》等大型方药著作，载录成药方众多，涉及剂型数十种，几乎囊括了古今各种成药种类。此外，王肯堂《证治准绳》中的二至丸、四神丸、五子衍宗丸，陈实功《外科正宗》中的冰硼散、如意黄金散、保安万灵丹，张介宾《景岳全书》中的左归丸、右归丸、人参健脾丸，龚云林《寿世保元》中的乌鸡白凤丸、艾附暖宫丸等成药，均功效显著，堪称精品。

清代，知名的成药见于温病、外科、喉科等。如《温病条辨》中的银翘散、安宫牛黄丸，《外科全生集》中的醒消丸、西黄丸，《医宗金鉴》中的龙胆泻肝丸、一捻金，《重楼玉钥》中的养阴清肺丸等，均有重要影响。此外，吴尚先《理瀹骈文》专言外治，其中所用大多为成药。

新中国成立之后，党和政府高度重视中医药事业的继承和发扬，整理编纂了大量成药处方集，并制定了一系列相应的政策与措施，使得中成药的研制与生产逐步走向规范化、法制化。近几十年来，中成药的发展更加迅猛，在新剂型的开发与应用、中成药安全性研究、中成药作用机制研究与新药研制等方面都取得了举世瞩目的成就。

20世纪90年代以来，我国的中药产业已初具规模，且被列为国家高新技术行业，发展成为我国国民经济的支柱产业之一，在临床和科研方面也都取得了显著成果。

中成药的剂型

中成药传统剂型种类繁多,是我国历代医药学家长期实践的经验总结。近几十年来,随着中成药发展水平及临床应用的不断提高,中成药剂型的基础研究取得了较大进展,研制开发了大量新剂型,进一步扩大了中成药的使用范围。

中成药的剂型不同,作用特点亦不同,使用后产生的疗效、持续的时间、作用的特点亦有所差异。因此,正确选用中成药,首先要了解中成药的常用剂型及其特点。中成药剂型可分为固体、半固体、液体和气体四大类。

1. 固体制剂

固体剂型是中成药最常用的剂型,这类剂型形态稳定,便于携带,使用方便。

散剂

散剂是将原料药材经粉碎,均匀混合而制成的粉末状制剂。散剂作为传统剂型之一,按给药途径可分为内服散剂和外用散剂。散剂的特点是:分散度大,起效迅速,剂量可随病症调整,尤其适用于婴幼儿、老人;制备简单,对溃疡、外伤等能起到收敛保护的作用;表面积大,一般其嗅味、刺激性、吸湿性及化学活性等表现强烈,挥发性成分易散失;散剂的口感较差,剂量大的也会造成服用困难。

颗粒剂

颗粒剂是将药材提取物与适宜的辅料或饮片细粉制成具有一定粒度的颗粒状制剂。根据辅料不同,可分为无糖颗粒剂型和有糖颗粒剂型。中药颗粒剂剂型始于我国20世纪70年代,当时称为冲剂。颗粒剂是在汤剂、散剂、糖浆剂、酒剂等前提剂型的基础上发展起来的新剂型。其优点:吸收快,见效迅速;剂量小,口感好,可调色、香、味,尤其适合儿童服用;生产设备简单,易操作;服用、携带、储藏和运输方便。但是相对来说,颗粒剂的成本较高,且具有容易吸潮结块、潮解的缺点。

胶囊剂

胶囊剂是将原料药材用适宜方法加工后,填充于空心胶囊或密封于软质囊材中的制剂。根据胶囊材质不同,可分为硬胶囊、软胶囊(胶丸)和肠溶胶囊等。胶囊剂主要供口服使用,主要特点是:掩盖药物不良气味,提高药物稳定性;药物的生物利用度高，能在胃肠道中迅速分散、溶出和吸收。

丸剂

丸剂是将饮片细粉或提取物加适宜的黏合剂或其他辅料制成的球形或类球形制剂。根据制备方法和辅料的不同，分为蜜丸、水蜜丸、水丸、糊丸、蜡丸、浓缩丸、滴丸等多种类型，主要供内服使用。其中，蜜丸根据大小可分为大蜜丸、小蜜丸。水蜜丸较蜜丸含蜜量少。水丸崩解较蜜丸快，便于吸收。糊丸释药缓慢，适用于含毒性成分或药性剧烈成分的成药方。蜡丸缓释、长效，且可达到肠溶效果，适合毒性和刺激性较大药物的成药方。浓缩丸服用剂量较小。滴丸剂系指药材经适宜的方法提取、纯化、浓缩，并与适宜的基质加热熔融混匀后，滴入不相混溶的冷凝液中，收缩冷凝而制成的球形或类球形制剂。滴丸剂服用方便，可含化或吞服，起效迅速。

片剂

片剂是将药材提取物，或药材提取物加药材细粉，或药材细粉与适宜辅料混匀压制成的圆片状或异形片状的剂型。主要供内服，也有外用或其他特殊用途者。按药材的处理过程可分为全粉末片、半浸膏片、浸膏片、提纯片。片剂具有溶出度及生物利用度较高；剂量准确，药物含量差异较小；质量稳定；服用、携带、运输和贮存较方便等特点。

胶剂

胶剂是以动物的皮、骨、甲、角等为原料，用水煎取胶质，浓缩成稠胶状，经干燥后制成的固体块状内服制剂。胶剂多为传统的补益药，一般烊化兑服。

栓剂

栓剂是将药材提取物或药材细粉与适宜基质混合制成供腔道给药的制剂。栓剂在常温下为固体，纳入人体腔道后，在体温下能迅速软化熔融或溶解于内分泌液，逐渐释放药物而产生作用。既可作为局部用药剂型又可作为全身用药剂型。全身用药时，不经过胃，且无肝脏首过效应，因此生物利用度优于口服，对胃的刺激性和肝的毒副作用小，尤适合不宜或不能口服药物的患者。

丹剂

丹剂是将由汞及某些矿物药，在高温条件下烧炼制成的不同结晶形状的剂型。丹剂大多含汞，因毒性较强，只宜外用。

贴膏剂

贴膏剂是将药材提取物、药材细粉等与适宜的基质制成的供皮肤贴敷，可产生局部或全身性作用的一类片状外用制剂。包括橡胶膏剂、凝胶膏剂（即原巴布膏剂）和贴剂等。贴膏剂用法简便，兼有外治和内治的功能。近年来发展起来的凝胶膏剂，是将药材提取物、药材细粉等与适宜的亲水性基质混匀后，涂布于背衬材料上制成的贴膏剂。与传统的中药贴膏剂相比，能快速、持久地透皮释放基质中所包含的有效成分，具有给药剂量较准确、吸收面积小、血药浓度较稳定、使用舒适方便等优点。

涂膜剂

涂膜剂是将药材提取物或药材细粉与适宜的成膜材料加工制成的膜状制剂。可用于口腔科、眼科、耳鼻喉科、创伤科、烧伤科、皮肤科及妇科等。作用时间长，且可在创口形成一层保护膜，对创口具有保护作用。一些膜剂，尤其是鼻腔、皮肤用药膜亦可起到全身作用。

2. 半固体剂型

煎膏剂

煎膏剂是将药材加水煎煮，取煎煮液浓缩，加炼蜜或糖（或转化糖）制成的稠厚状半流体制剂。适用于慢性病或需要长期连续服药者，传统的膏滋即属于此类剂型。煎膏剂以滋补作用为主，兼具治疗作用。

软膏剂

软膏剂是将药材提取物或药材细粉与适宜基质混合制成的半固体外用制剂。常用基质分为油脂性、水溶性和乳剂。

凝胶剂

凝胶剂是将药材提取物与适宜的基质制成的，具有凝胶特性的半固体或稠厚液体制剂。按基质不同可分为水溶性凝胶和油性凝胶。适用于皮肤及体腔如鼻腔、阴道和直肠给药。

3. 液体制剂

合剂

合剂是将饮片用水或其他溶剂，采用适宜方法提取制成的口服液体制剂。合剂是在汤剂基础上改进的一种剂型，合剂比汤剂浓度高，服用剂量小，易吸收，且能较长时间贮存。

⊕ 口服液

口服液是在合剂的基础上，加入矫味剂，按单剂量灌装、灭菌制成的液体制剂。口感较好，易于接受，近年来无糖型口服液逐渐增多。

⊕ 酒剂

酒剂是将中药饮片或粗粒用蒸馏酒提取制成的澄清液体制剂。酒剂较易吸收，小儿、孕妇及对酒精过敏者不宜服用。

⊕ 酊剂

酊剂是将原料药物用规定浓度的乙醇提取或溶解而制成的澄清液体制剂。有效成分含量高，使用剂量小，易于保存。小儿、孕妇及对酒精过敏者不宜服用。

⊕ 糖浆剂

糖浆剂是含药材、药材提取物或芳香物质的浓蔗糖水溶液。因含有糖或芳香性矫味剂，可掩盖药物的苦味或其他不良气味，较适宜儿童使用，但糖尿病患者慎用。

⊕ 注射剂

注射剂是将药材经提取、纯化后制成的供注入体内的溶液、乳状液及供临用前配制成溶液的粉末或浓溶液的无菌制剂。药效作用迅速，适用于不宜口服给药的药物，不宜口服的病人；可使药物发挥定位定向的局部作用，便于昏迷、急症、重症、不能吞咽或消化系统障碍患者使用。

4. 气体剂型

气体剂型主要为气雾剂。气雾剂是将药材提取物、药材细粉与适宜的抛射剂共同封装在具有特殊阀门装置的耐压容器中，使用时借助抛射剂的压力将内容物喷出呈雾状、泡沫状或其他形态的制剂。其中以泡沫形态喷出的可称泡沫剂。不含抛射剂，借助手动泵的压力或其他方法将内容物以雾状等形态喷出的制剂为喷雾剂。气雾剂可直达吸收或作用部位，具有速效和定位作用；药物不易被微生物污染，使用方便，剂量准确，同时避免了胃肠道给药的副作用。可用于呼吸道吸入、皮肤、黏膜或腔道给药。

以上各类剂型，有时也将西药与中药联合组方。由于含西药成分的中成药并不普遍，且西药成分易被忽略，在应用时当加以注意。

中成药的类别

中成药的种类很多，根据不同的需求，有功效、病症、方名、剂型等不同分类方法。从应用的角度讲，最便于把握的是按功效分类。根据功效，中成药可分为以下20类。

1. 解表剂

解表剂以麻黄、桂枝、荆芥、防风、桑叶、菊花、柴胡、薄荷、豆豉等药物为主组成，具有发汗、解肌、透疹等作用，主要用以治疗表证。解表剂分为辛温解表、辛凉解表和扶正解表三类。临床以恶寒发热、舌苔薄白或黄、脉浮等为辨证要点。适用于普通感冒、流行性感冒、上呼吸道感染、扁桃体炎、咽炎等病症。

辛温解表剂

适用于外感风寒表证。症见恶寒发热、头项强痛、肢体酸痛、口不渴、无汗或汗出而仍发热恶风寒、舌苔薄白、脉浮紧或浮缓等。常用药如感冒清热颗粒、九味羌活丸、小儿感冒退热糖浆、川芎茶调散（丸）等。

辛凉解表剂

适用于外感风热表证。症见发热、微恶风寒、头痛、口渴、咽痛，或咳嗽、舌尖红、苔薄白或兼微黄、脉浮数等。常用药如银翘解毒丸（颗粒、胶囊、片）、桑菊感冒片（颗粒）、感冒清热胶囊等。

扶正解表剂

适用于正气虚弱复感外邪而致的表证。症见反复感冒、低热汗出、倦怠、舌质淡有齿痕、苔薄、脉弱等。常用药如玉屏风颗粒（口服液）、参苏丸（胶囊）等。

注意事项：①服用解表剂后宜避风寒，或增衣被，或辅之以粥，以助汗出；②解表取汗，达到全身持续微汗为最佳。若汗出不彻底，则会导致病邪不能完全散出；若汗出的太多，则会导致伤耗气津；③若病痊愈，即可停止服用；④服用解表剂时忌食用生冷、油腻之品，要多喝水，注意休息；⑤对于麻疹已透、疮疡已溃或虚证水肿的患者，不宜使用解表剂。

2. 泻下剂

泻下剂以大黄、芒硝、火麻仁、牵牛子、甘遂等药物为主组成，具有通导大便、排除积滞、荡涤实热或攻逐水饮、寒积等作用，主要用以治疗里实证。泻下剂分为寒下、温下、润下、逐水及攻补兼施五类。临床以大便秘结不通、少尿、无尿、胸水、腹水等为辨证要点。适用于便秘、肠梗阻、急性胰腺炎、急性胆囊炎、幽门梗阻、胸腔积液、腹水等见上述症状者。

寒下剂

适用于里热与积滞互结之实证。症见大便秘结、腹部有满或胀或痛的感觉，或者有潮热、苔黄、脉实等。常用药如青宁片（丸）、当归龙荟丸、大黄通便颗粒等。

温下剂

适用于因寒成结之里实证。症见大便秘结、脘腹胀满、腹痛喜温、手足较凉、脉沉紧等。常用药如苁蓉通便口服液、芪蓉润肠口服液等。

润下剂

适用于肠燥津亏、大便秘结证。症见大便干结、小便短赤、舌苔黄燥、脉滑实等。常用药如麻仁润肠丸（软胶囊）、便通片、麻仁滋脾丸等。

逐水剂

适用于水饮壅盛于里之实证。症见胸胁引痛或水肿腹胀、二便不利、脉实有力等。常用药如舟车丸。

攻补兼施剂

适用于里实正虚而大便秘结证。症见脘腹胀满、大便秘结并且兼有气血阴津不足表现。常用药如便通胶囊（片）。

注意事项：①泻下剂大都作用峻猛，易于耗损胃气，切勿过量使用；②老年身体虚弱，新产气血亏虚，病后津液损伤等，应攻补兼施，虚实兼顾。

3. 和解剂

和解剂以柴胡、黄芩、青蒿、白芍、半夏等药物为主组成，具有和解少阳、调和肝脾、调和肠胃等作用，主要用以治疗伤寒邪在少阳、胃肠不和、肝脾不和等证。和解剂分为和解少阳、调和肝脾、调和肠胃三类。临床以寒热往来、胸胁满闷、呕吐下利等为辨证要点。适用于疟疾、感冒、各类肝炎、胆囊炎、慢性肠炎、慢性胃炎、胃肠功能紊乱等见上述症状者。

✚ 和解少阳剂

适用于邪在少阳证。症见往来寒热、胸胁苦满、心烦喜呕、不欲饮食，以及口苦、咽干、目眩等。常用药如小柴胡颗粒（片）、大柴胡颗粒等。

✚ 调和肝脾剂

适用于肝脾不和证。症见脘腹胸胁胀痛、神疲食少、月经不调、腹痛泄泻、手足不温等。常用药如加味逍遥丸、四逆散、逍遥丸等。

✚ 调和肠胃剂

适用于肠胃不和证。症见心下痞满、恶心呕吐、脘腹胀痛、肠鸣下利等。常用药如半夏泻心汤、荆花胃康胶囊等。

注意事项：①和解剂以祛邪作用为主，纯虚患者不宜用；②临证使用要辨清表里、上下、气血以及寒热虚实的多少选用中成药，要遵从医嘱，忌私自用药。

4. 清热剂

清热剂以金银花、连翘、板蓝根、大青叶、黄芩、黄连、黄柏、栀子、丹皮、桑白皮、紫草等药物为主组成，具有清热泻火、凉血解毒及滋阴透热等作用，主要用以治疗里热证。清热剂分为清热泻火、清营凉血、清热解毒、清脏腑热、清虚热、气血两清等六类。临床以发热、舌红苔黄、脉数等为辨证要点。适用于各种感染性与非感染炎症性疾病如流感、流行性乙型脑炎、流行性脑脊髓膜炎、牙龈炎、急性扁桃体炎、流行性腮腺炎、各类肺炎、肝炎、胃肠炎、败血症、流行性出血热等见上述症状者。

✚ 清热泻火剂

适用于热在气分、热盛津伤证。症见身热不恶寒、反恶热、大汗、口渴饮冷、舌红苔黄、脉数有力等。常用药如三黄片、黄连上清丸（颗粒、片、胶囊）、牛黄清胃丸等。

✚ 清营凉血剂

适用于邪热传营，或热入血分证。症见身热夜甚、神烦少寐、时有谵语，或斑疹隐隐、发斑、出血、昏狂、舌绛、脉数等。常用药如石龙清血颗粒、五福化毒丸、新雪丸（颗粒、胶囊、片）。

清热解毒剂

适用于火热毒邪引起的各类病证。症见口舌生疮、咽喉肿痛、便秘溲赤或大热渴饮、谵语神昏、吐衄发斑、舌绛唇焦；或头面肿痛、痈疡疔疮、舌苔黄燥及外科的热毒痈疡等。常用药如西黄丸（胶囊）、双黄连合剂（颗粒、胶囊、片）、银黄颗粒（片）、板蓝根颗粒、牛黄解毒片、连翘败毒丸（膏、片）、如意金黄散等。

清脏腑热剂

适用于火热邪毒引起的脏腑火热证。心经热盛症见心烦、口舌生疮或小便涩痛、舌红脉数；肝胆火旺症见头痛、目赤、胁痛、口苦、舌红苔黄、脉弦数有力；肺热症见咳嗽气喘、发热、舌红苔黄、脉细数；热蕴脾胃症见牙龈肿痛、溃烂、口臭、便秘、舌红苔黄、脉滑数；湿热蕴结肠腑可见腹痛腹泻、脓血便、里急后重、舌苔黄腻、脉弦数。常用药如牛黄清心丸、龙胆泻肝丸、护肝片（颗粒、胶囊）、茵栀黄颗粒（口服液）等。

清虚热剂

适用于阴虚内热证。症见夜热早凉、舌红少苔，或骨蒸潮热，或久热不退之虚热证。常用药如知柏地黄丸。

气血两清剂

适用于疫毒或热毒所致的气血两燔证。症见大热烦渴、吐衄、发斑、神昏谵语等。常用药如清瘟解毒丸（片）。

注意事项：①中病即止，不宜久服；②注意辨别热证的部位；③辨别热证真假、虚实；④对于平素阳气不足，脾胃虚弱者，可配伍醒脾和胃之品；⑤如服药呕吐者，可采用凉药热服法。

5. 祛暑剂

祛暑剂以藿香、佩兰、香薷、鲜银花、鲜扁豆花、鲜荷叶、西瓜翠衣等药物为主组成，具有祛除暑邪的作用，主要用以治疗暑病。祛暑剂分为祛暑清热、祛暑解表、祛暑利湿和清暑益气四类。临床以身热、面赤、心烦、小便短赤、舌红脉数或洪大为辨证要点。适用于胃肠型感冒、急性胃肠炎、小儿腹泻等见上述症状者。

✚ 祛暑清热剂

适用于夏月感受暑热证。症见身热心烦、汗多口渴等。常用药如甘露消毒丸。

✚ 祛暑解表剂

适用于暑气内伏，兼外感风寒证。症见恶寒发热、无汗头痛、心烦口渴等。常用药如藿香正气水（丸、胶囊）、保济丸等。

✚ 祛暑利湿剂

适用于感冒挟湿证。症见身热烦渴、胸脘痞闷、小便不利等。常用药如十滴水。

✚ 清暑益气剂

适用于暑热伤气，津液受灼证。症见身热烦渴、倦怠少气、汗多脉虚等。常用药如清暑益气丸。

注意事项：①暑多挟湿，祛暑剂中多配伍祛湿之品，但不能过于温燥，以免伤耗气津；②忌生冷、油腻饮食。

6. 温里剂

温里剂以制附子、干姜、肉桂、吴茱萸、小茴香、高良姜等药物为主组成，具有温里助阳、散寒通脉等作用，主要用以治疗里寒证。温里剂分为温中祛寒、回阳救逆、温经散寒三类。临床以畏寒肢凉、喜温蜷卧、面色苍白、口淡不渴、小便清长、脉沉迟或缓为辨证要点。适用于慢性胃炎、胃及十二指肠溃疡、胃肠痉挛、末梢循环障碍、血栓闭塞性脉管炎、风湿性关节炎等见上述症状者。

✚ 温中祛寒剂

适用于中焦虚寒证。症见脘腹疼痛、呕恶下利、不思饮食、肢体倦怠、手足不温、口淡不渴、舌苔白滑、脉沉细或沉迟等。常用药如附子理中丸（片）、黄芪建中丸。

✚ 回阳救逆剂

适用于阳气衰微，阴寒内盛，甚至阴盛格阳或戴阳的危重病证。症见四肢厥逆、恶寒蜷卧、呕吐腹痛、下利清谷、精神委靡、脉沉细或沉微等。常用药如参附注射液。

✚ 温经散寒剂

适用于寒凝经脉证。症见手足厥寒，或肢体疼痛，或发阴疽等。常用药如小金丸、代温灸膏。

注意事项：①凡实热证、素体阴虚内热、失血伤阴者不宜用；②孕妇及气候炎热时慎用。

7. 表里双解剂

表里双解剂以解表药与治里药为主组成，具有表里双解作用，主要用以治疗表里同病。表里双解剂分为解表攻里、解表清里、解表温里三类。临床以表寒里热、表热里寒、表实里虚、表虚里实以及表里俱寒、表里俱热、表里俱虚、表里俱实等表现为辨证要点。适用于急性胰腺炎、急性胆囊炎、胆石症、胃及十二指肠溃疡、肥胖症、习惯性便秘、痔疮、痢疾、胃肠型感冒、急性肾炎等有表里同病表现者。

解表攻里剂

适用于外有表邪，里有实积者。既有表寒或表热的症状，又有里实表现。常用药如防风通圣丸（颗粒）。

解表清里剂

适用于表证未解，里热已炽者。既有表寒或表热的症状，又见里热表现。常用药如葛根芩连丸。

解表温里剂

适用于外有表证，里有寒象者。临床兼见表寒与里寒的症状。常用药如小青龙胶囊（合剂、颗粒、糖浆）、五积散。

注意事项：① 必须具备既有表证，又有里证者，方可应用；② 辨别表证与里证的寒、热、虚、实，然后针对病情选择适当的方剂；③ 分清表证与里证的轻重主次。

8. 补益剂

补益剂以人参、黄芪、黄精、玉竹、当归、熟地、女贞子、鹿茸、肉苁蓉等药物为主组成，具有补养人体气、血、阴、阳等作用，主要用以治疗各种虚证。补益剂分为补气、补血、气血双补、补阴、补阳、阴阳双补六类，临床以气、血、阴、阳虚损不足的诸症表现为辨证要点。适用于慢性心力衰竭、贫血、衰老、退行性病变、内分泌与代谢性疾病出现气血阴阳虚损表现者。

补气剂

适用于脾肺气虚证。症见肢体倦怠乏力、少气懒言、语声低微、动则气促、面色萎黄、食少便溏、舌淡苔白、脉弱或虚大，甚或虚热自汗，或脱肛、子宫脱垂等。

常用药如参苓白术散（丸、颗粒）、补中益气丸（颗粒）。

补血剂

适用于血虚证。症见面色无华、头晕、眼花、心悸失眠、唇甲色淡、妇女经水愆期、量少色淡、脉细数或细涩、舌质淡红、苔滑少津等。常用药如归脾丸（合剂）、当归补血丸。

气血双补剂

适用于气血两虚证。症见面色无华、头晕目眩、心悸气短、肢体倦怠、舌质淡、苔薄白、脉虚细等。常用药如八珍益母丸（胶囊）、乌鸡白凤丸（胶囊、片）、人参养荣丸。

补阴剂

适用于阴虚证。症见肢体羸瘦、头晕耳鸣、潮热颧红、五心烦热、口燥咽干、虚烦不眠、大便干燥、小便短黄、甚则骨蒸盗汗、呛咳无痰、梦遗滑精、腰酸背痛、脉沉细数、舌红少苔、少津等。常用药如六味地黄丸、杞菊地黄丸（胶囊、片）、生脉饮（颗粒、胶囊、注射液）、百合固金丸。

补阳剂

适用于阳虚证。症见腰膝酸痛、四肢不温、酸软无力、少腹拘急冷痛、小便不利，或小便频数、阳痿早泄、肢体羸瘦、消渴、脉沉细或尺脉沉伏等。常用药如金匮肾气丸（片）、四神丸（片）。

阴阳双补

适用于阴阳两虚证。症见头晕目眩、腰膝酸软、阳痿遗精、畏寒肢冷、午后潮热等。常用药如补肾益脑片。

注意事项：①辨治虚证，应辨别真假；②体质强壮者不宜补，邪气盛者慎用；③脾胃素虚宜先调理脾胃，或在补益方中佐以健脾和胃、理气消导的中成药；④服药时间以空腹或饭前为佳。

9. 安神剂

安神剂以磁石、龙齿、珍珠母、远志、酸枣仁、柏子仁等药物为主组成，具有安定神志作用，主要用以治疗各种神志不安病证。安神剂分为重镇安神和滋养安神两类。临床以失眠、心悸、烦躁、惊狂等为辨证要点。适用于失眠、神经官能症、甲状腺机能亢进症、高血压、心律失常等出现上述症状者。

✚ 重镇安神剂

适用于心阳偏亢证。症见烦乱、失眠、惊悸、怔忡等。常用药如磁朱丸、朱砂安神丸。

✚ 滋养安神剂

适用于阴血不足，心神失养证。症见虚烦少寐、心悸盗汗、梦遗健忘、舌红苔少等。常用药如天王补心丸（片）、养血安神丸、柏子养心丸（片）。

注意事项：①重镇安神类多由金石类药物组成，不宜久服，以免有碍脾胃运化；②素体脾胃不健，服用安神剂时可配合补脾和胃的中成药。

10. 开窍剂

开窍剂以麝香、冰片、石菖蒲等芳香药物为主组成，具有开窍醒神等作用，主要用以治疗神昏窍闭（神志障碍）、心痛彻背诸证。开窍剂分为凉开（清热开窍）和温开（芳香开窍）两类。临床以神志障碍、情志异常为辨证要点。适用于急性脑血管病、流行性乙型脑炎、流行性脑脊髓膜炎、尿毒症、肝昏迷、癫痫、冠心病心绞痛、心肌梗死等见上述症状者。

✚ 凉开（清热开窍）剂

适用于温邪热毒内陷心包的热闭证。症见高热、神昏谵语、甚或痉厥等。常用药如安宫牛黄丸、清开灵注射液（胶囊、片、颗粒）、安脑丸、局方至宝丸。

✚ 温开（芳香开窍）剂

适用于中风、中寒、痰厥等属于寒闭证。症见突然昏倒、牙关紧闭、神昏不语、苔白脉迟等。常用药如苏合香丸、十香返生丸。

注意事项：① 神昏有闭与脱之分，闭证可用本类药物治疗，脱证不宜使用；② 应与祛邪药同用；③ 孕妇慎用或忌用；④ 久服易伤元气，故临床多用于急救，中病即止。

11. 固涩剂

固涩剂以麻黄根、浮小麦、五味子、五倍子、肉豆蔻、桑螵蛸、金樱子、煅龙骨、煅牡蛎等药物为主组成，具有收敛固涩作用，主要用以治疗气、血、精、津耗散滑脱之证。固涩剂分为固表止汗、敛肺止咳、涩肠固脱、涩精止遗、固崩止带五类。

临床以自汗、盗汗、久咳、久泻、遗精、滑泄、小便失禁、崩漏、带下等为辨证要点。适用于肺结核病、自主神经功能失调、小儿遗尿、神经性尿频、神经衰弱、功能性子宫出血、产后出血过多、慢性咳嗽等见上述症状者。

✚ 固表止汗剂

适用于体虚卫外不固，阴液不能内守证。症见自汗、盗汗。常用药如玉屏风颗粒。

✚ 敛肺止咳剂

适用于久咳肺虚，气阴耗伤证。症见咳嗽、气喘、自汗、脉虚数等。常用药如固本咳喘片。

✚ 涩肠固脱剂

适用于泻痢日久不止，脾肾虚寒，以致大便滑脱不禁证。症见久泻久痢或五更泄泻、完谷不化、形寒肢冷、腰膝冷痛等。常用药如固肠止泻丸。

✚ 涩精止遗剂

适用于肾气不足，膀胱失约证或肾虚封藏失职，精关不固证。症见遗精滑泄或尿频遗精等。常用药如缩泉丸（胶囊）、金锁固精丸。

✚ 固崩止带剂

适用于妇女崩中漏下，或带下日久不止等证。症见月经过多、漏下不止或带下量多不止等。常用药如千金止带丸。

注意事项：固涩剂为正虚无邪者设，故凡外邪未去，不宜使用。误用固涩剂，可致"闭门留寇"之弊。

12. 理气剂

理气剂以枳实、陈皮、厚朴、沉香、乌药等药物为主组成，具有行气或降气作用，主要用以治疗气滞或气逆病证。理气剂分为行气剂和降气剂。临床以脘腹胀痛、嗳气吞酸、恶心呕吐、大便不畅、胸胁胀痛、游走不定、情绪抑郁、月经不调或喘咳为辨证要点。适用于抑郁症、更年期综合征、肠胃功能紊乱、慢性肝炎、慢性结肠炎、慢性胃炎、慢性胆囊炎等见上述症状者。

✚ 行气剂

适用于气机郁滞证。行气剂可分为理气疏肝、疏肝散结、理气和中、理气止痛等。气滞证可见脘腹胀满、嗳气吞酸、呕恶食少、大便失常或胸胁胀痛，或疝气痛，或月经不调，或痛经。常用药如丹栀逍遥丸、逍遥丸（颗粒）、胃苏颗粒、元胡止痛片（颗粒、胶囊、滴丸）、三九胃泰颗粒、气滞胃痛颗粒（片）、妇科十味片。

降气剂

适用于气机上逆之证。症见咳喘、呕吐、嗳气、呃逆等。常用药如苏子降气丸。

注意事项：①理气药物大多辛温香燥，易于耗气伤津，助热生火，当中病即止，慎勿过剂；②年老体弱、阴虚火旺、孕妇或素有崩漏吐衄者应慎用。

13. 理血剂

理血剂以桃仁、红花、川芎、赤芍、三棱、莪术、乳香、没药、三七、水蛭、虻虫、苏木、大小蓟、花蕊石、血余炭、藕节等药物为主组成，具有活血祛瘀或止血作用，主要用以治疗各类瘀血或出血病证。理血剂分为活血祛瘀与止血两类。临床以刺痛有定处、舌紫暗、瘀斑瘀点、痛经、闭经、病理性肿块，及各种出血病症（吐血、衄血、咳血、尿血、便血、崩漏及外伤）为辨证要点。适用于各类骨折、软组织损伤、疼痛、缺血性疾病（冠心病、缺血性脑血管病）、血管性疾病、血液病、风湿病、肿瘤等有瘀血表现及各类出血性疾病如外伤出血、月经过多、血小板减少性紫癜等见上述表现者。

活血剂

活血剂又可分为活血化瘀、益气活血、温经活血、养血活血、凉血散瘀、化瘀消癥、散瘀止血、接筋续骨等。适用于各种蓄血及瘀血阻滞跌打损伤病证。症见刺痛有定处、舌紫暗、舌上有青紫斑或紫点、腹中或其他部位有肿块、疼痛拒按、按之坚硬、固定不移等。常用药如丹参注射液、麝香保心丸、复方丹参片（胶囊、颗粒、滴丸）、血府逐瘀丸（胶囊）、冠心苏合丸（胶囊、软胶囊）、速效救心丸、地奥心血康胶囊、通心络胶囊、益母草膏（颗粒、片、胶囊）、接骨七厘散、伤科接骨片、云南白药（胶囊、膏、酊、气雾剂）、活血止痛散（胶囊）、舒筋活血丸（片）、颈舒颗粒、狗皮膏。

止血剂

适用于血溢脉外的出血证。症见吐血、衄血、咳血、便血、尿血、崩漏等。常用药如槐角丸、三七胶囊（片）。

注意事项：①妇女经期、月经过多及孕妇均当慎用或禁用活血祛瘀剂；②逐瘀过猛或久用逐瘀，均易耗血伤正，只能暂用，不能久服，中病即止。

14. 治风剂

治风剂以川芎、防风、羌活、荆芥、白芷及羚羊角、钩藤、石决明、天麻、鳖甲、龟板、牡蛎等药物为主组成，具有疏散外风或平熄内风等作用，主要用于治疗风病。治风剂分为疏散外风和平熄内风两类。临床以头痛、口眼㖞斜、肢体痉挛、眩晕头痛、猝然昏倒、半身不遂或高热、抽搐、痉厥等为辨证要点。适用于偏头痛、面神经麻痹、破伤风、急性脑血管病、高血压脑病、妊娠高血压、癫痫发作、震颤麻痹、小儿高热惊厥、流行性乙型脑炎、流行性脑脊髓膜炎等见上述症状者。

疏散外风剂

适用于外风所致病证。症见头痛、恶风、肌肤瘙痒、肢体麻木、筋骨挛痛、关节屈伸不利，或口眼㖞斜，甚则角弓反张等。常用药如川芎茶调丸（散、颗粒、片）、疏风活络丸。

平熄内风剂

适用于内风证。症见眩晕、震颤、四肢抽搐、语言謇涩、足废不用、甚或猝然昏倒、不省人事、口角歪斜、半身不遂等。常用药如天麻钩藤颗粒、松龄血脉康胶囊、华佗再造丸。

注意事项：①应注意区别内风与外风；②疏散外风剂多辛香走窜，易伤阴液，助阳热，故阴津不足或阴虚阳亢者应慎用。

15. 治燥剂

治燥剂以桑叶、杏仁、沙参、麦冬、生地、熟地、玄参等药物为主组成，具有轻宣外燥或滋阴润燥等作用，主要用于治疗燥证。治燥剂分为轻宣外燥剂与滋阴润燥剂。临床以干咳少痰、口渴、鼻燥、消渴、便秘、舌红为辨证要点。适用于临床可用于治疗上呼吸道感染、慢性支气管炎、肺气肿、百日咳、肺炎、支气管扩张、肺癌、习惯性便秘、糖尿病、干燥综合征、肺结核、慢性萎缩性胃炎等见上述症状者。

轻宣外燥剂

适用于外感凉燥或温燥证。凉燥证症见头痛恶寒、咳嗽痰稀、鼻塞咽干、舌苔薄白；温燥证症见头痛身热、干咳少痰、或气逆而喘、口渴鼻燥、舌边尖红、苔薄白而燥。常用药如杏苏止咳糖浆（颗粒）。

🅢 滋阴润燥剂

适用于脏腑津伤液耗的内燥证。燥在上者，症见干咳、少痰、咽燥、咯血；燥在中者，症见肌肉消瘦、干呕食少；燥在下者，症见消渴或津枯便秘等。常用药如养阴清肺口服液（膏、丸、糖浆）、蜜炼川贝枇杷膏。

注意事项：①首先应分清外燥和内燥，外燥又须分清温燥与凉燥；②甘凉滋润药物易助湿滞气，脾虚便溏或素体湿盛者忌用。

16. 祛湿剂

祛湿剂以羌活、独活、秦艽、防风、防己、桑枝及茯苓、泽泻、猪苓等药物为主组成，具有化湿利水、通淋泄浊作用，主要用于治疗水湿病证。祛湿剂分为化湿和胃、清热祛湿、利水渗湿、温化水湿、祛湿化浊、祛风胜湿剂六类。临床以肢体麻木、关节疼痛、关节肿胀、腰膝疼痛、屈伸不利及小便不利、无尿、水肿、腹泻等为辨证要点。适用于各类风湿病、各类骨关节炎、骨质增生及急性肾炎、慢性肾炎、肝硬化腹水、泌尿系感染、前列腺炎、前列腺增生、产后小便困难等见上述症状者。

🅢 化湿和胃剂

化湿和胃剂又称燥湿和中。适用于湿浊内阻，脾胃失和证。症见脘腹痞满、嗳气吞酸、呕吐泄泻、食少体倦等。常用药如香砂平胃散（颗粒、丸）、枳术丸。

🅢 清热祛湿剂

适用于湿热外感，或湿热内盛，以及湿热下注证。症见身目发黄、小便短赤，或霍乱吐泻、下利脓血便或大便臭秽、小便混浊，或关节红肿酸痛等。常用药如消炎利胆片（颗粒、胶囊）、妇科千金片、八正颗粒。

🅢 利水渗湿剂

适用于水湿壅盛证。症见小便不利、水肿、腹水、泄泻等。常用药如五苓散（胶囊、片）。

🅢 温化水湿剂

适用于阳虚不能化水和湿从寒化证。症见痰饮、水肿、小便不利、泻痢不止、形寒肢冷等。常用药如萆薢分清丸、肾炎康复片。

祛湿化浊剂

适用于湿浊不化所致的白浊、妇女带下等证。症见小便混浊、淋漓涩痛，或带下色白、质稠、状如凝乳或豆腐渣状，气味酸臭，舌苔厚腻，脉滑等。常用药如血脂康胶囊、白带丸。

祛风胜湿剂

适用于风湿痹阻经络证。症见肢体、肌肉、关节疼痛、酸楚、麻木、沉重以及关节肿大、变形、屈伸不利等。常用药如独活寄生丸。

注意事项： 祛湿剂多由芳香温燥或甘淡渗利之药组成，多辛燥，易于耗伤阴津，对素体阴虚津亏，病后体弱，以及孕妇等均应慎用。

17. 祛痰剂

祛痰剂以半夏、贝母、南星、瓜蒌、竹茹、前胡、桔梗、海藻、昆布等药物为主组成，具有消除痰涎作用，主要用以治疗各种痰病。祛痰剂分为燥湿化痰、清热化痰、润燥化痰、温化寒痰和化痰熄风等五类。临床以咳嗽、喘促、头疼、眩晕、呕吐等为辨证要点。适用于慢性支气管炎、肺气肿、支气管哮喘、神经性呕吐、神经官能症、消化性溃疡、更年期综合征、癫痫、中风、冠心病、肺炎、高血压病、眩晕等见上述症状者。

燥湿化痰剂

适用于湿痰证。症见咳吐大量稠痰、痰滑易咳、胸脘痞闷、恶心呕吐、眩晕、肢体困重、食少口腻、舌苔白腻或白滑、脉缓或滑等。常用药如二陈丸、祛痰止咳颗粒等。

清热化痰剂

适用于痰热证。症见咳吐黄痰、咯吐不利、舌红苔黄腻、脉滑数。常用药如祛痰灵口服液、止咳橘红丸（颗粒、胶囊、片）、黄氏响声丸等。

润燥化痰剂

适用于燥痰证。症见咳嗽甚或呛咳、咯痰不爽，或痰黏成块，或痰中带血、胸闷胸痛、口鼻干燥、舌干少津、苔干、脉涩等。常用药如养阴清肺丸（膏、糖浆）、蜜炼川贝枇杷膏等。

温化寒痰

适用于寒痰证。症见咳吐白痰、胸闷脘痞、气喘哮鸣、畏寒肢冷、舌苔白腻、脉弦滑或弦紧。常用药如通宣理肺丸（颗粒、胶囊、片）。

化痰熄风

适用于内风挟痰证。症见眩晕头痛，或发癫痫，甚则昏厥、不省人事、舌苔白腻、脉弦滑等。常用药如半夏天麻丸。

注意事项：①辨别痰病的性质，分清寒热燥湿；②有咳血倾向者，不宜使用燥热之剂，以免引起大量出血；③表邪未解或痰多者，慎用滋润之品，以防壅滞留邪，病久不愈；④辨明生痰之源，重视循因治本。

18. 止咳平喘剂

止咳平喘剂以杏仁、苏子、枇杷叶、紫菀、百部、款冬花、桑白皮、葶苈子等药物为主组成，具有止咳平喘等作用，主要用以治疗各种痰、咳、喘证。临床以咳嗽、咯痰、哮喘、胸闷、憋气等为辨证要点。根据配伍不同又可分为清肺止咳、温肺止咳、补肺止咳、化痰止咳、温肺平喘、清肺平喘、补肺平喘、纳气平喘等。适用于急性支气管炎、支气管哮喘、慢性阻塞性肺病、肺源性心脏病、胸膜炎、肺炎、小儿喘息性支气管炎、上呼吸道感染等见上述症状者。常用药如蛤蚧定喘丸、固本咳喘片。

注意事项：外感咳嗽初起，不宜单用收涩止咳剂，以防留邪。

19. 消导化积剂

消导化积剂以山楂、神曲、谷麦芽、鸡内金、莱菔子等药物为主组成，具有消食健脾或化积导滞作用，主要用以治疗食积停滞证。消导化积剂分为消食化积剂和健脾消食剂两类。临床以脘腹胀闷、嗳腐吞酸、厌食呕恶、腹胀、腹痛或泄泻、舌苔腻等为辨证要点。适用于消化不良、小儿厌食症、胃肠炎、胆囊炎、细菌性痢疾等见上述症状者。

消食化积剂

适用于食积内停之证。症见胸脘痞闷、嗳腐吞酸、恶食呕逆、腹痛泄泻等。常用药如保和丸（颗粒、片）、枳实导滞丸。

健脾消食剂

适用于脾胃虚弱，食积内停之证。症见脘腹痞满、不思饮食、面黄体瘦、倦怠乏力、大便溏薄等。常用药如健脾丸、健儿消食口服液。

注意事项：①使用人参类补益药时，不宜配伍使用含莱菔子的中成药；②食积内停，易使气机阻滞，气机阻滞又可导致积滞不化，宜配伍具有理气作用的药物，使气行而积消；③消导剂虽较泻下剂缓和，但总属攻伐之剂，不宜久服，纯虚无实者禁用。

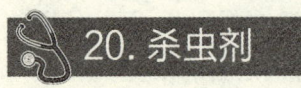

20. 杀虫剂

杀虫剂以苦楝根皮、雷丸、槟榔、使君子、南瓜子等药物为主组成，具有驱虫或杀虫作用，主要用以治疗人体消化道寄生虫病。临床以脐腹作痛、时发时止、痛定能食、面色萎黄，或面白唇红，或面生干癣样的白色虫斑，或胃中嘈杂、呕吐清水、舌苔剥落、脉象乍大乍小等为主要表现。适用于驱杀寄生在人体消化道内的蛔虫、蛲虫、绦虫、钩虫等。常用药如乌梅丸。

注意事项：①宜空腹服，尤以临睡前服用为妥，忌油腻香甜食物；②有时需要适当配伍泻下药物，以助虫体排出；③驱虫药多有攻伐作用或有毒之品，故要注意掌握剂量，且不宜连续服用，以免中毒或伤正；④年老、体弱、孕妇等慎用或禁用；⑤服驱虫剂之后见脾胃虚弱者，适当调补脾胃以善其后。

需要说明的是，尽管中成药可以按功效进行分类，但在具体应用时不应拘泥，应根据中医理论及病情灵活运用。

中成药的应用

"安全、有效、经济、适当",是合理应用中成药的基本要求。合理应用中成药,既要掌握一般原则,又要熟悉不同药物的性能特点,还要注意使用方法。

1. 应用原则

必须辨证用药

中成药是在中医理论指导下加工制作而成的,必须在中医理论指导下应用。使用者应依据中医理论,辨认、分析疾病的证候,针对证候确定具体的治则治法,然后依据治则治法,选用适宜的中成药。无论针对中医疾病还是西医疾病,均应加以中医辨证,根据辨证选用相应的中成药。或将中医辨病与辨证相结合,或将西医辨病与中医辨证相结合,但不能仅根据西医诊断选用中成药。

选择适宜剂型

应根据患者的病证、体质特点、病情轻重缓急及各种剂型的特点,选择适宜的剂型。

确定恰当剂量

凡有明确使用剂量规定的中成药,应慎重超剂量使用。凡有使用剂量范围的中成药,应先取偏小值。老年人、儿童应酌情减量。

优选给药途径

能口服给药的,不采用注射给药;能肌肉注射给药的,不选用静脉注射或滴注给药。

2. 相关因素

中成药的历史悠久,应用广泛,大量研究和临床实践表明,在合理使用的情况下,中成药的安全性是较高的。为了提高中成药疗效,避免产生不良反应,在使用过程中应充分了解影响中成药疗效的各种因素。

药物因素

- **药材质量**:药物的品种、产地、采收时节等都可能会影响药材的质量,从而影响中成药临床使用的疗效。因此，制作中成药应尽可能选用道地药材。道地药材是指在特定自然条件、生态环境的地域内所产的药材，因药材的生产较为集中，栽培技术、采收和加工方法也都有一定的讲究，以致较同种药材在其他地区所产的药材品质佳、疗效好。如甘肃的当归，宁夏的枸杞子，四川的黄连、附子，内蒙古的甘草，吉林的人参，山西的黄芪、党参，河南怀庆的牛膝、地黄、山药、菊花，江苏的苍术，云南的茯苓、三七等。

✚ **加工炮制**：中药炮制的辅料、方法、时间等都会影响炮制后中药的疗效，从而影响中成药临床使用的疗效。

✚ **制备工艺**：中成药的制备工艺如浸提、分离、精制、浓缩、干燥、除菌等都会影响中药中有效成分的提取，进一步影响中成药的临床疗效。

✚ **药用辅料**：优质的辅料不仅有助于制剂操作及成品外观质量，更有利于药剂中有效成分在体内吸收、分布和消除的动态过程，从而提高临床疗效。反之，则可能影响药物的临床疗效。

✚ **剂型**：中成药的剂型不同，对药物的吸收、分布和释放都会有很大的影响。

使用因素

✚ **辨证施治**：辨病辨证结合用药既可发挥病症结合、优势互补的作用，突出中医药治病特点，又能使药效得到完全发挥。

✚ **剂量及疗程**：中药治病贵在适中，过多过少都不可取，少则不能发挥药物的功效，多则增加了药物的毒副作用。且临床应用过程中中成药的用量还要根据患者的年龄、体质、病程、发病时节等综合考虑。

✚ **饮食**：在服用中成药时，须忌食某些食物，一般中成药在服药期间往往要忌食生冷、油腻、腥臭及难消化的食物。另外还有一些中成药有特殊的要求，如服用含人参的中成药不宜吃萝卜，脾胃功能差的人忌食一些膏滋类的中成药。

✚ **给药方式**：给药途径、给药时间及给药速度都会影响中成药的临床疗效。不同的给药途径吸收速度一般如下：静脉＞吸入＞皮下＞直肠或口腔＞口服＞皮肤。常用口服剂型的吸收速度一般为溶液剂＞混悬剂＞胶囊剂＞片剂＞丸剂＞包衣片剂。不同类型的中成药的服用时间也应不同，大多数药物宜在饭后服用，尤其是补益药（如人参），健胃药（如补脾益肠丸）和对胃肠刺激性较大的药物（如甘露消毒片）；而驱虫药（如乌梅丸）和泻下药（如大承气汤），则于空腹时服用较好；安神类药物应在睡前服用。不管是在饭前或饭后服药，都应与饮食有半小时至一小时的间隔，以免影响药效。由于患者年龄、体质的不同，输液速度直接影响患者的反应。

➕ **患者的依从性**：依从性即患者的行为（如使用药物、控制饮食、调整生活习惯及复诊）与治疗或健康建议的一致性。若患者的依从性较强则会提高药物的疗效，反之则降低药物的疗效。

机体因素

➕ **性别**：一般女性对药物的敏感性大于男性，故女性用量宜小；另外女性有月经、妊娠、哺乳等生理过程，对许多药物的反应与一般情况不同，尤其是妊娠期间，某些药物具有损伤胎儿的危害，因此更应慎重。

➕ **年龄**：儿童因发育尚未完善，故对药物的敏感程度较高，老年人因各种生理功能的衰退，对药物的耐受性弱，故老人和儿童用药应适当减量。

➕ **体质**：有的患者身体属于特殊性体质，对药物的反应与常人不同，服药时更易产生不良反应，出现的毒性与药物的药理作用和用药剂量无关，完全由患者本身体质所致，如过敏体质人群。

➕ **生理病理和营养状况**：药物的反应性与患者体质强弱、病情轻重、病程长短及并发病症等密切相关，尤其是肝肾损伤时，可影响药物在肝内代谢和经肾排泄而产生药物不良反应，甚至引起中毒。且人在饥饿、疲劳、体弱的情况下，对毒性药物的敏感度增高。

3. 联合应用

为了提高中成药的疗效，常常采取联合用药的方式，既可中药之间联合应用，也可中西药物联合应用。

中成药的联合使用

当病情复杂，一种中成药不能满足病情需要时，可以联合中药汤剂或多种中成药联合运用。应用时要注意以下原则：① 多种中成药的联合应用，应遵循药效互补原则及增效减毒原则。功能相同或基本相同的中成药原则上不宜叠加使用；② 药性峻烈的或含毒性成分的药物应避免重复使用；③ 合并用药时，应避免不同中成药间的药物配伍禁忌（如十八反、十九畏）、避免药物重复后过量。

需要特别注意的是，中药注射剂联合使用应谨慎，并应遵循以下原则：① 两种以上中药注射剂联合使用，应遵循主治功效互补及增效减毒原则，符合中医传统配伍理论的要求，无配伍禁忌；② 应谨慎考虑中药注射剂的间隔时间以及药物相互作用等问题；③ 需同时使用两种或两种以上中药注射剂，严禁混合配伍，应分开使用。除有特殊说明，中药注射剂不宜两个或两个以上品种同时共用一条通道。

● 中成药与西药的联合使用

针对具体疾病制定用药方案时，应分别根据中西药物的使用目的确定给药剂量、给药时间、给药途径。在应用时要注意：① 中成药与西药如无明确禁忌，可以联合应用，给药途径相同的，应分开使用；② 应避免副作用相似的中西药联合使用，也应避免有不良相互作用的中西药联合使用。

中西药注射剂联合使用时，还应遵循以下原则：① 谨慎联合使用。如果中西药注射剂确需联合用药，应根据中西医诊断和各自的用药原则选药，充分考虑药物之间的相互作用，尽可能减少联用药物的种数和剂量，根据临床情况及时调整用药；② 中西注射剂联用，尽可能选择不同的给药途径（如脊椎腔注射、穴位注射、静脉注射）。必须同一途径用药时，应将中西药分开使用，谨慎考虑两种注射剂的使用间隔时间以及药物相互作用，严禁混合配伍。

4. 服用方法

中成药组方与剂型相对固定，临证时不便根据病情加减变化，从应用的角度讲，受到一定限制。因此，历代医家在长期应用过程中，非常注重"引药"的使用。如《太平惠民和剂局方》所载的788种中成药，几乎都有引药与服用方法的记述。

引药，也称药引、引子药，是中成药在应用时的辅助物品，通常用来送服药物。恰当地使用引药，能够起到引药物直达病所、照顾兼症、扩大治疗范围、调和药性、降低不良反应等作用。

引药取材广泛，除了常用药以外，一些药食两用之品，尤其是日常生活中的食品多可作引药使用，如酒、盐、糖、姜、葱、米汁、蜂蜜、荷叶等。这些物品方便易得，简便实用，选用恰当，可收画龙点睛之效。

使用引药，既要按照中医理论把握一般原则，又应根据病性、病情灵活变化。通常情况下，服用外感类中成药，多以薄荷、生姜、葱白等为引，以助解表散邪；服用除痹、祛瘀类中成药，多以酒为引，取其通达之性以行药势；服用理血止痛类中成药，多以醋为引以助药效；服用补益类中成药，可根据不同脏腑特点选择引药，如补益脾胃可选米汤，补肾可选淡盐水等。

以下，再简要介绍几味常用引药。

米汤：米汤味甘性平，能保护胃气、健脾补中。常用于送服补气、健脾、养胃、止渴及滋补类中成药，如香连丸、八珍丸、香砂养胃丸、人参养荣丸、十全大补丸等。米汤以小米为上，大米次之。

大枣汤：大枣味甘性平，能补中益气、养血安神、缓和药性。常用于送服补益中气、健脾、安神类中成药，如补中益气丸、归脾丸等。

生姜汤：生姜味辛性温，能散风寒、暖肠胃、止呕吐。常用于送服祛风寒、健脾和胃类中成药，如通宣理肺丸、藿香正气丸、附子理中丸等。

葱白汤：葱白味辛性热，能发汗解表、散寒通阳。常用于送服解表散寒、温经通阳类中成药，如感冒冲剂、九味羌活丸、荆防败毒散等。

白酒：白酒味甘辛性热，能通经活血、驱风散寒。常用于送服活血散寒、通经祛瘀类中成药，如活络丹、再造丸、七厘散、乌鸡白凤丸等。

黄酒：黄酒味甘性温，能通经络、散风寒、行药势。常用于送服活血通经、化瘀散寒类中成药，如活络丹、追风丸、木瓜丸、云南白药等。

红糖：红糖味甘性温，能补血、散寒、祛瘀。常用于送服养血、祛瘀、散寒类中成药，如血府逐瘀丸、香连丸、十全大补丸、益母草膏等。

蜂蜜：蜂蜜味甘性平，能补中缓急、润肺止咳、润肠通便。常用于送服养阴润燥类中成药，如蛤蚧定喘丸、百合固金丸、麻仁丸、润肠丸等。

盐汤：盐味咸性寒，能强筋骨、软坚结、引药入肾。常用于送服滋肾补虚类中成药，如六味地黄丸、七宝美髯丹、大补阴丸、金锁固精丸等。

食醋：食醋味酸性微温，能散瘀止痛、解毒杀虫。常用于送服祛瘀、止痛、杀虫类中成药，如逍遥丸、桂枝茯苓丸、乌梅丸等。

可用于引药的还有很多，从历代医著中可以发现，前人在应用引药方面，给我们留下了很宝贵经验，值得我们学习和借鉴。

此外，在服用中成药时，还应注意服用时间。如补阳药适合清晨服用，发散解表及升阳益气药宜午前服用，泻下药适宜于午后或入夜服用，安神药宜睡前服用。

5. 使用注意

避免不良反应

合理使用中成药包括正确的辨证选药、选择剂型、给药途径、用法用量、使用疗程、禁忌证、合并用药等多个方面，其中任何环节有问题都可能引发药物不良事件。因此，保证用药安全是中成药应用前提。

药物的两重性是药物作用的基本规律之一，中成药也不例外，中成药既能起到防病治病的作用，也可引起不良反应。

中成药使用中出现不良反应的主要原因有：①方药证候不符，如辨证不当、适应证把握不准确；②中药自身所含的毒性成分引起的不良反应；③中药炮制或制备工艺不当引起的毒性反应；④特异性体质对某些药物的不耐受、过敏等；⑤超剂量或超疗程用药，特别是含有毒性中药材的中成药，如朱砂、雄黄、蟾酥、附子、川乌、草乌、北豆根等，过量服用即可引起中毒甚至死亡；⑥不适当的中药或中西药的联合应用。

中成药使用中出现的不良反应有多种类型，临床可见以消化系统症状（恶心、呕吐、口苦、腹痛腹泻等）、皮肤黏膜系统症状（皮疹、瘙痒或皮肤潮红等）、泌尿系统症状（尿少、尿频、蛋白尿等）、神经系统症状（头晕、头痛、烦躁或睡眠不安等）、心血管系统症状（心悸、胸闷、血压下降或升高、心率加快或减慢等）、呼吸系统症状（咳嗽、呼吸困难、胸闷或哮喘等）、血液系统症状（白细胞下降、粒细胞减少或出血等）、精神症状或过敏性休克等为主要表现的不良反应，可表现为其中一种或几种症状。

临床上预防中成药不良反应，要注意以下几个方面：①辨证用药，采用合理的剂量和疗程。尤其是对特殊人群，如婴幼儿、老年人、孕妇以及原有脏器损害功能不全的患者，更应注意用药方案；②加强用药观察及中药不良反应的监测，完善中药不良反应的报告制度；③注意药物过敏史。对有药物过敏史的患者应密切观察其服药后的反应，如有过敏反应，应及时处理，以防止发生严重后果；④注意药物间的相互作用，中、西药并用时尤其要注意避免因药物之间相互作用而可能引起的不良反应；⑤需长期服药的患者要加强安全性指标的监测；⑥使用中药注射剂还应做到：用药前应仔细询问过敏史，对过敏体质者应慎用；严格按照药品说明书规定的功能主治使用，辨证施药，禁止超功能主治用药；中药注射剂应按照药品说明书推荐的剂量、调配要求、给药速度和疗程使用药品，不超剂量、过快滴注和长期连续用药；中药注射剂应单独使用，严禁混合配伍，谨慎联合用药。对长期使用的中药，在每疗程间要有一定的时间间隔；加强用药监护。用药过程中应密切观察用药反应，发现异常，立即停药，必要时采取积极救治措施；尤其对老人、儿童、肝肾功能异常等特殊人群和初次使用中药注射剂的患者应慎重使用，加强监测。

孕妇使用中成药的注意事项

- 妊娠期妇女必须用药时，应选择对胎儿无损害的中成药。
- 妊娠期妇女使用中成药，尽量采取口服途径给药，应慎重使用中药注射剂；应尽量缩短妊娠期妇女用药疗程，及时减量或停药。
- 可能导致妊娠期妇女流产或对胎儿有致畸作用的中成药，为妊娠禁忌。此类药物多为含有毒性较强或药性猛烈的药物组份，如砒霜、雄黄、轻粉、斑蝥、蟾酥、麝香、马钱子、乌头、附子、土鳖虫、水蛭、虻虫、三棱、莪术、商陆、甘遂、大戟、芫花、牵牛子、巴豆等。
- 可能会导致妊娠期妇女流产等副作用，属于妊娠慎用药物。这类药物多数含有通经祛瘀类的桃仁、红花、牛膝、蒲黄、五灵脂、穿山甲、王不留行、凌霄花、虎杖、卷柏、三七等，行气破滞类的枳实、大黄、芒硝、番泻叶、郁李仁等，辛热燥烈类的干姜、肉桂等，滑利通窍类的冬葵子、瞿麦、木通、漏芦等。

儿童使用中成药的注意事项

- 儿童使用中成药应注意生理特殊性，根据不同年龄阶段儿童生理特点，选择恰当的药物和用药方法，儿童中成药用药剂量，必须兼顾有效性和安全性。
- 宜优先选用儿童专用中成药，儿童专用中成药一般情况下说明书都列有与儿童年龄或体重相应的用药剂量，应根据推荐剂量选择相应药量。
- 非儿童专用中成药应结合具体病情，在保证有效性和安全性的前提下，根据儿童年龄与体重选择相应药量。一般情况3岁以内服1/4成人量，3～5岁的可服1/3成人量，5～10岁的可服1/2成人量，10岁以上与成人量相差不大即可。
- 含有较大毒副作用成分的中成药，或者含有对小儿有特殊毒副作用成分的中成药，应充分衡量其风险和（或）收益，除没有其他治疗药物或方法而必须使用外，其他情况下不应使用。
- 儿童患者使用中成药的种类不宜多，应尽量采取口服或外用途径给药，慎重使用中药注射剂。

- 根据治疗效果，应尽量缩短儿童用药疗程，及时减量或停药。

老人使用中成药的注意事项

- 正确掌握用法用量，确保安全用药，对于一些含有毒性或药性猛烈的药物，勿剂量过大，药力过猛。

- 由于老年患者发生的不良反应高于普通成年人，而且其不良反应的表现又往往不典型，容易延误治疗，所以应高度重视中成药的不良反应。

- 由于老年患者疾病较为复杂，中成药与西药联合应用要适当，应密切注意各种药物间的相互影响，选用药品的种类宜少不宜多。

总论 中成药的管理

中成药的管理

中成药的生产与应用涉及原材料、加工、流通、储存等多个环节，了解管理方面的相关知识，对于保障用药安全、提高临床疗效、避免浪费等都有一定意义。

1. 生产许可

中成药的生产必须经过国家相关部门的批准，应获得"国药准字"批文。

"国药准字"是药品生产单位在生产新药前，经国家食品药品监督管理总局严格审批后，取得的药品生产批准文号，相当于人的身份证。其格式为：国药准字+1位字母+8位数字，其中化学药品使用的字母为"H"，中药使用的字母为"Z"等。只有获得此批准文号，药品才可以生产和销售。

"国药"的来历

由于历史原因，以前省级药品主管部门有权对药品进行审批，一些药品使用的是地方批准文号，如"京卫药准字"、"沪卫药准字"等。这些药品都是根据各省、直辖市的地方药品标准审批的，不利于国家对药品的统一管理。

为了保证临床用药安全，1999年以后，国家将过去的地方药品标准提升为国家药品标准，对"X(省)卫药准字"的药品进行清理整顿，凡符合国家标准的药品核发"国药准字"的批准文号，对不符合国家标准的药品予以淘汰，同时将新药审批的权限划归为国家食品药品监督管理局。

相关法规

在现行《药品管理法》中规定，生产药品"需要经过国务院药品监督管理部门批准，并发给药品批准文号"。所以，现在如果我们在市场上发现"X卫药准字"等非"国药准字"批准文号的药品，因为已经过了国家药监局规定的有效期，均可视为假药。百姓们在买药时，一定要仔细看好批准文号。无批准文号，或批准文号有问题的药品，不要购买，以免买到假药。

批文格式

药品批准文号格式为"国药准(试)字+字母+8位数字"。其中"药"代表是药品，这是最基本性质(与保健食品和医疗器械的区别)，"准"字代表国家批准生产的药品，

"试"代表国家批准试生产的药品。

字母包括 H、Z、S、B、T、F、J，分别代表药品不同类别：

H 代表化学药品

Z 代表中成药

S 代表生物制品

B 代表保健药品

T 代表体外化学诊断试剂

F 代表药用辅料

J 代表进口分包装药品

药店里常见的传统中成药，无论提取工艺如何，也无论有无毒副作用，都属"国药准字 Z"或"国药准字 B"，为具有治疗及保健作用的药品。无论是中药还是西药，如果临床证明没有毒副作用，皆可申请"国药准字 B"的批号，由于西药一般具有明显的毒副作用，所以目前的"国药准字 B"以中药为多。

8 位数字的第 1、2 位代表原批准文号的来源，其中 10 代表原卫生部批准的药品；19、20 代表国家药品监管部门批准的药品；11 北京市，12 天津市，13 河北省，14 山西省，15 内蒙古自治区，21 辽宁省，22 吉林省，23 黑龙江省，31 上海市，32 江苏省，33 浙江省，34 安徽省，35 福建省，36 江西省，37 山东省，41 河南省，42 湖北省，43 湖南省，44 广东省，45 广西壮族自治区，46 海南省，50 重庆市，51 四川省，52 贵州省，53 云南省，54 西藏自治区，61 陕西省，62 甘肃省，63 青海省，64 宁夏回族自治区，65 新疆维吾尔族自治区。

第 3、4 位代表换发批准文号之年的公元年号的后两位数字，但来源于卫生部和国家药品监管部门的批准文号仍使用原文号年号的后两位数字。第 5、6、7、8 位为批准文号的顺序号。

2. 含毒性中药材的中成药临床应用管理

毒性中药材是指按已经公布的相关法规和法定药材标准中标注为"大毒（剧毒）"、"有毒"的药材。其中属于大毒的，是国务院《医疗用毒性药品管理办法》（1988 年）颁布的 28 种毒性药材，包括砒石（红砒、白砒）、砒霜、水银、生马钱子、生川乌、生草乌、生白附子、生附子、生半夏、生南星、生巴豆、斑蝥、青娘虫、红娘虫、生甘遂、生狼毒、生藤黄、生千金子、生天仙子、闹羊花、雪上一枝蒿、红升丹、白降丹、蟾酥、洋金花、红粉、轻粉、雄黄。

含毒性中药材的中成药品种较多，分布于各科用药中，其中不乏临床常用品种。毒性中药材及其制剂具有较独特的疗效，但若使用不当，就会有致患者中毒的危险。且其中的毒性中药材的毒性范围广，涉及多个系统、器官，大部分毒性药材可一药引起多系统损伤，应引起重视。

另外，一些历代本草学著作中没有毒性记载的饮片及其制剂，近年来有研究报道其具有严重不良反应，比如，马兜铃、关木通、广防己、青木香、天仙藤等含马兜铃酸，处方中含有这些中药材的中成药，若长期服用，可能造成马兜铃酸的蓄积，导致肾间质纤维化，引起肾功能衰竭等不良反应。

因此，临床使用含毒性中药材的中成药时应注意：

辨证使用是防止中毒的关键

不同的病证选用不同的药物治疗，有的放矢，方能达到预期效果。另外，还应注意因人、因时、因地制宜，辨证施治，尤其对小儿、老人、孕妇、哺乳期妇女、体弱者，更应注意正确辨证使用中成药。

注意用量

含毒性中药材的中成药安全范围小，容易引起中毒，因而要严格控制剂量。既要注意每次用药剂量，还要注意用药时间，防止药物在体内蓄积中毒，同时还要注意个体差异，如孕妇、老人、儿童、体弱者要考虑机体特点。使用此类药，通常从小量开始，逐渐加量，而需长期用药的，必须注意有无蓄积性，可逐渐减量，或采取间歇给药，中病即止，防止蓄积中毒。

严格制度

建立健全保管、验收、调配、核对等制度，坚持从正规渠道购进药品。

3. 中成药不良反应的监测

在合理使用中成药的同时，应加强其不良反应的监测工作，逐步建立起完善的中成药不良反应监测体系，减少漏报率。一旦出现不良反应立即停药，并采取相应纠正措施。

特别加强中药注射剂、含毒性中药材中成药的不良反应监测，临床用药前应详细询问过敏史，重视个体差异，辨证施治。制定科学用药方案，避免中西药联合应用的不良反应，掌握含毒性药材中成药的用药规律。

建立中药严重不良反应快速反应、紧急处理预案，并建立严重病例报告追踪调查制度。对中药严重不良反应关联性进行分析评价时，必要时应追踪原始病案、药品生产厂家、批号及原料药的产地、采集、加工、炮制与制剂的工艺方法等。

对上市5年以内的药品和列为国家重点监测的药品，要报告该药品引起的所有可疑不良反应；对上市5年以上的药品主要报告该药品引起严重、罕见或新的不良反应。各省、自治区、直辖市药品监督管理部门和卫生行政部门是本地区实行药品不良反应报告制度的监管部门。国家对药品不良反应实行逐级、定期报告制度。严重或罕见的药品不良反应须随时报告，必要时可以越级报告。医疗预防保健机构发现严重、罕见或新的不良反应病例和在外单位使用药物发生不良反应后来本单位就诊的病例，应先经医护人员诊治和处理，并在15个工作日内向所在省、自治区、直辖市药品不良反应监测部门报告。

4. 处方药与非处方药

1999年国家食品药品监督管理局颁布实施了《处方药与非处方药分类管理办法》（试行），共十五条。该办法规定根据药品品种、规格、适应证、剂量及给药途径不同，对药品按处方药与非处方药分别进行管理。

所谓处方药，必须凭执业医师或执业助理医师处方才可调配、购买和使用。非处方药，不需要凭执业医师或执业助理医师处方即可自行判断、购买和使用。非处方药根据药品安全性的不同，分为甲类非处方药和乙类非处方药。甲类非处方药必须在药店由执业药师或药师指导下购买和使用；乙类非处方药除可在药店出售外，还可经过当地地市级以上药品监督部门批准，在普通商业企业销售。

了解处方药与非处方药的相关规定和知识，有利于根据具体情况方便、合理地选择中成药。需要注意的是，无论是选用处方药还是非处方药，都应仔细辨认产品商标、标签、说明书等，尤其是自行购买中成药，应仔细阅读说明书，查验生产日期和失效期，慎重选用和服用中成药。

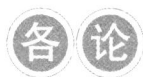

皮肤病
安全用药

概 述

皮肤位于体表，覆盖着肌肉、筋膜等内部组织，其外部直接与外界生产、生活环境接触。人体内部的疾病往往可以在皮肤上有所反映，而环境中的各种理化及生物性致病因子，也可以直接损害皮肤，造成皮肤病。皮肤是人体最大的器官，成人皮肤面积约为 $1.5m^2$，由于面积大，又与体内、体外各种致病因素密切相关，因此皮肤病非常常见。据报道，在英国全科医生诊治的患者中，12%左右的患者患有皮肤病。

常见皮肤病按照解剖部位有：①头部，脂溢性皮炎、斑秃、男型脱发、银屑病、头癣、染发皮炎、毛囊炎等；②面部，接触性皮炎、痤疮、酒渣鼻、脂溢性皮炎、红斑狼疮、特应性（异位性）皮炎、血管性水肿、单纯疱疹、带状疱疹、扁平疣、黄褐斑、丹毒、眼睑皮炎、睑黄疣、脂溢性角化、光线性角化、基底细胞癌、鳞癌等；③口腔黏膜及舌，扁平苔藓、维生素缺乏症、溃疡、念珠菌病等；④躯干，银屑病、玫瑰糠疹、带状疱疹、花斑癣、湿疹、荨麻疹、药疹、接触性皮炎、大疱病等；⑤肢体皱褶部位，间擦疹、银屑病、真菌感染等；⑥光暴露部位（包括面部、胸前"V"字区及双上肢及小腿外露部位），光敏感性皮炎、日光性皮炎、气源性接触性皮炎；⑦乳部，湿疹、Paget 乳腺病；⑧腿根部，股癣、红癣、间擦疹、银屑病等；⑨阴部，疥疮、阴虱、念珠菌病、固定性药疹、梅毒、淋病、尖锐湿疣等；⑩手部，接触性皮炎、汗疱疹、多形性红斑、手癣、冻疮、湿疹、疥疮；⑪腿部，鱼鳞病、乏脂性湿疹、淤积性湿疹、结节性红斑、硬红斑、过敏性紫癜等；⑫足，湿疹、胼胝、跖疣、足癣、掌跖脓疱病等；⑬皮脂溢出部位（包括头面部、上胸部、上背部、脐部及会阴部），痤疮、脂溢性皮炎、花斑糠疹等。

临床治疗这些皮肤病的常用中成药非常多，限于篇幅，本书只列举出最常见的一些内用中成药，如龙胆泻肝丸、参苓白术散等，分别用于常见皮肤病的治疗。在以后的工作中，我们会不断补充、丰富本部分内容。

皮肤病安全合理使用中成药的原则包括：①明确疾病诊断，辨病与辨证相结合；

②辨证使用中成药；③严格掌握药物功能主治及适应证，不可以望文生义；④严格掌握药物剂量及用法；⑤注意药物不良反应；⑥重视服药禁忌；⑦中西药不可盲目联合使用；⑧正确服药，剂量与疗程合理；⑨"药"和"证"相符，分清寒热虚实，对证施药；⑩根据病情变化适时调整药物。

湿疹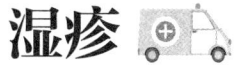

急性湿疹：肝经湿热

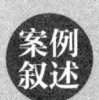

案例叙述　40岁男患者，因"腰部及阴囊皮疹伴瘙痒4天"来诊。在其双侧腰部、髋部及阴囊处，都有红色粟米至绿豆粒大小丘疹、斑丘疹及丘疱疹，伴少量渗出及黄色结痂、抓痕。同时自诉有口苦、大便干燥的症状。检查其舌质红色，舌苔黄腻，脉象弦滑。

病情分析　根据病史及皮肤表现，本例患者诊断为急性湿疹。皮损色红，瘙痒明显，渗出倾向，同时有口苦，大便干，舌红苔黄腻，属肝经湿热之证。中医古籍记载有："胁痛口苦，耳聋耳肿，乃胆经之为病也；筋痿阴湿，热痒阴肿，乃肝经之为病也"。说明中医经络理论中肝经循行胁肋、联系阴部，胆经分布耳部、胁肋，经过外阴。故相对应本患者应选用清肝利胆功效的药物。

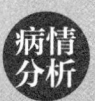

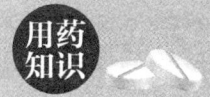

1. 选择什么药物适合？

可以选用龙胆泻肝丸，金元时期，中医"脾胃学说"创始人李东垣，在其所撰的《兰室秘藏》中曾使用本方。本方包括龙胆草、柴胡、泽泻、车前子、生地黄等药味，有清肝胆、利湿热的功效。

2. 本药适合什么样的湿疹患者使用？

急性湿疹伴有口臭，或口苦，或胸胁胀痛，或头晕，或眼结膜充血的肝胆湿热患者，尤以耳、外阴及胸胁部位的急性湿疹疗效为佳。

3. 如何正确服用此药物？

水丸，口服，一次3～6g，一日2次。大蜜丸，口服，一次1～2丸，一日2次。

颗粒剂，温开水送服，一次1~2袋，一日2次。口服液，口服，一次10ml，一日3次。

 4. 服用本药时应注意什么？

①本品清肝胆实火，阴虚火旺、脾胃虚寒者忌用；②方中含有活血、淡渗利湿之品，有碍胎气，孕妇慎用；③服药期间饮食宜用清淡易消化之品，忌食辛辣油腻食物，以免助热生湿；④本药苦寒，易伤正气，体弱年迈者慎服，即使体质壮实者，也当中病即止，不可过服、久服。

 5. 服用本药后会有什么不良反应，如何处理？

如服药呕吐或胃肠不适者，可采用凉药热服法，一般宜用温开水送服。

湿疹病因非常复杂，多种内部因素及外部因素均可以诱发或加重本病，往往是多种因素综合作用的结果。应该确定并相应避免自身生活习惯、饮食、嗜好、思想情绪等可能的诱发因素；避免各种外界刺激，如热水烫洗、过度搔抓、清洗及接触可能敏感的物质（如皮毛制剂）等。少接触化学成分用品，如肥皂、洗衣粉、洗涤剂等。避免可能的致敏和刺激性食物，如辣椒、浓茶、咖啡、酒类。

小贴士

1. 既往曾经有关木通引起肾损害的报告，国家已经将关木通更换为川木通，目前尚未检索到有关含川木通的龙胆泻肝丸的不良反应报道。
2. 反复发作的急性湿疹应该仔细查找可能的病因或诱发因素。
3. 湿疹需要与单纯接触外界物质所引起的接触性皮炎相鉴别，后者在去除病因后，容易痊愈。而湿疹往往是多种因素综合作用的结果。还要注意与其他各类病因或发病机制明确的皮炎相鉴别，如特应性皮炎、脂溢性皮炎等，这些疾病的病因和预后均不相同。

各论 湿疹

亚急性湿疹：脾虚湿蕴

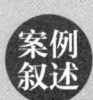**案例叙述** 50岁女性，因"双手足反复起红斑、丘疹伴瘙痒2月余"就诊。查体见双手背及足背暗红色斑疹，斑丘疹，少许渗液、结痂。同时伴有倦怠乏力，大便不成形，舌淡红，苔白，舌体胖大，脉弦缓。

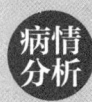**病情分析** 本例皮损特点属于亚急性湿疹。中老年女性因脾胃功能减退，运化不利，可见倦怠乏力，大便不成形。湿浊内聚，肌肤失于濡养，则皮疹颜色暗红、轻度肥厚，伴少许痂皮及瘙痒。而舌色淡红，苔白，舌体胖大，脉弦缓，正是脾虚湿蕴的特点。

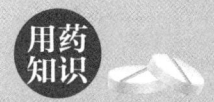

1. 选择什么药物适合？

选用参苓白术丸，本方药源于宋代的《太平惠民和剂局方》，主要由人参、白术（炒）、茯苓、山药、薏苡仁（炒）等组成，有健脾、益气、化湿的功效。

2. 适合什么样的湿疹患者使用？

亚急性湿疹或慢性湿疹，除皮损症状外，伴有形体消瘦、面色萎黄、四肢乏力、大便伴有不消化食物，服用本品效果为佳。

3. 如何正确服用此药物？

丸剂，口服，一次6g，一日3次。服本药方时宜饭前服用或进食同服。

4. 服用本药时应注意什么？

①湿热内蕴所致泄泻、厌食、水肿及痰火咳嗽者忌用；②服药期间忌食荤腥油腻、不易消化食品；③本品含有薏苡仁，孕妇慎用；④服本药时不宜同时服用藜芦、五灵脂、皂荚或其制剂。

5. 相似功效的中成药还可选择那些?

还可选择启脾丸，更适合儿童使用。

 预防措施

同急性湿疹。尤其注意避免各种外界刺激，如热水烫洗、暴力搔抓、过度洗浴，以及其他对患者致敏的物质如皮毛制品等。避免易致敏和有刺激的食物，如鱼、虾、浓茶、咖啡、酒类等。

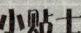

小贴士

本方还可用于脾虚湿蕴导致的腹泻、厌食、水肿及咳嗽者。

慢性湿疹：血虚风燥

 案例叙述

40岁中年女性，农民，因"双手起疹、干裂10年"就诊。患者10年间双手反复干燥、粗糙、皲裂，伴脱屑；手背及掌心角化肥厚。伴周身瘙痒，夜间痒甚，大便干燥，舌淡红，苔白，脉细弦。

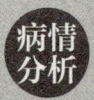 病情分析

本例患者符合慢性湿疹，其中病程日久，周身瘙痒，夜间痒甚，大便干燥，是患者津血亏耗，皮肤及肠道失于濡养所导致，又有舌淡红，苔白，脉细弦，中医辨证属血虚风燥。

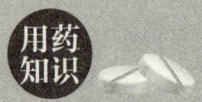 用药知识

 1. 选择什么药物适合?

选用润燥止痒胶囊，本方来源于贵州黔东南苗族地区民间验方，该组方的药物有何首乌、制何首乌、生地黄、桑叶、苦参、红活麻，具有养血滋阴、祛风止痒、润肠通便的功效。

各论 湿疹

 2. 适合什么样的湿疹患者使用？

皮疹角化肥厚、抓痕血痂，伴有大便干燥秘结及皮肤瘙痒症的慢性湿疹患者。

 3. 正确服用此药物的方法？

口服，一次4粒，一日3次，2周为1个疗程。

 4. 服用本药时应注意什么？

忌烟酒、辛辣、油腻及腥发食物。用药期间不宜同时服用温热性药物。患处不宜用热水洗烫。

 5. 相似功效的中成药还可选择哪些？

还可选用湿毒清片，特别是本品不含糖分，亦可用于血糖异常的湿疹患者。

同急性湿疹。慢性湿疹的皮疹会因为长久的搔抓而出现增厚、皮肤变得粗糙，医学上称之为"苔藓样改变"。这种改变是湿疹变得顽固和反复的一个原因之一，所以当湿疹有复发的时候，需要尽早地接受治疗，减少搔抓及烫洗的慢性刺激。一些动物的皮毛、植物、染料和人造纤维，都会对皮肤产生一定的刺激，引起湿疹的发生，而纯棉的则相对不明显，所以最好是选择纯棉料的衣物。

小贴士

本方还可用于血虚风燥的痤疮及便秘患者。

特应性皮炎

心脾积热型

案例叙述

9岁少年，因"反复周身红疹伴瘙痒4年，加重2周"就诊。查体见全身皮肤干燥，面颊、颈部及四肢屈侧以红色丘疹、斑疹和斑丘疹为主，伴有少数丘疱疹及糜烂面，抓痕明显，结黄色痂皮。大便干，小便黄，舌边、尖红、苔薄黄或薄白，脉弦数。

病情分析

本例患者属于特应性皮炎，中医认为先天禀赋不足，脾失健运，易生内湿为其发病基础，后天饮食不当，如进食腥发海味、奶蛋类及辛辣之品，助湿化热，促使内蕴湿热外发肌肤，或因风湿热邪侵袭，内外合邪，浸淫肌肤而发病。在小儿患者，心火偏亢，脾虚湿困常为发病之始。

用药知识

1. 选择什么药物适合？

选用导赤丸，本方药源于宋代的《太平惠民和剂局方》，主要由黄连、栀子（姜炒）、黄芩、连翘、大黄、玄参、赤芍等组成，有清热泻火、利尿通便的功效。

2. 适合什么样的特应性皮炎患者使用？

特应性皮炎复发加重期，皮疹色红，瘙痒明显，伴有口舌生疮，或咽喉疼痛，或心胸烦热，或小便短赤，或大便秘结者。

3. 如何正确服用此药物？

口服，一次1丸，一日2次；周岁以内小儿酌减。

4. 服用本药时应注意什么？

①本品苦寒，脾虚便溏者忌用。②服药期间饮食宜选清淡易消化之品，忌食辛

辣油腻之品,以免助热生湿。

5. 相似功效的中成药还可选择哪些?

还可选择小儿七星茶,更适合消化不良、不思饮食的儿童使用。

脾虚湿蕴型

案例叙述 15岁青少年,因"反复周身红疹伴瘙痒10年余"就诊。患者10年来,全身反复起疹、瘙痒,搔抓后有渗出,皮损时轻时重,但从未完全消退。本患者皮肤粗糙、肥厚,伴脱屑,肘窝、腘窝皮疹融合成片,多出抓痕血痂,面色萎黄,消化不良,大便不成形,舌质淡红,苔白,脉弦细。

病情分析 本例患者属于特应性皮炎。本病类似于亚急性湿疹,表现为发病缓慢,病程较长,多因患者先天禀赋不耐,脾失健运,湿从内生,郁于肌肤而发病。

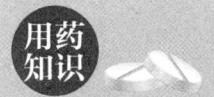
用药知识

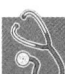
1. 选择什么药物适合?

选用启脾丸,本药方出自明代的《医学入门》,包括人参、白术(炒)、茯苓、山楂(炒)等药物,具有健脾化湿和胃的功效。

2. 适合什么样的特应性皮炎患者使用?

启脾丸每丸仅重3g,药味平淡纯正,非常适合小儿胃气稚弱的特点,而易被接受,因此尤其适宜脾胃虚弱的湿疹患儿,见有形体消瘦、精神差、偏食、厌食或时有腹泻等症状,应用此方则可见佳效。

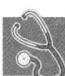
3. 如何正确服用此药物?

口服,一次1丸,一日2~3次;3岁以内小儿酌减。

4. 服用本药时应注意什么？

① 湿热泄泻，虚寒冷泻不宜单用本品。② 忌食生冷、油腻等不易消化食品。③ 建立良好饮食习惯，仅防偏食。

 5. 相似功效的中成药还可选择哪些？

还可选择小儿香橘丹。

日常护理非常重要，需要指导患者或患儿家长，使之了解疾病，正确对待。对患儿要精心护理，做到合理喂养，儿童及成人忌吃海鲜、牛肉、羊肉等食物，注意蛋白质食物过敏，调整胃肠功能，纠正腹泻或便秘。勿用刺激性肥皂及过度搔抓。避免毛织类衣裤及环境刺激。对装修后的新居最好通风，夏天避免室外阳光曝晒。生活规律，注意个人清洁卫生，适当增加户外活动，增强抵抗力。

小贴士

导赤丸还可用于火热内盛导致的口疮、咽喉红肿疼痛、声音嘶哑、大便干燥及小便短赤疼痛。

启脾丸也可用于脾胃虚弱，水谷不运所致的小儿厌食症、小儿腹泻、消化不良及营养不良者。

脂溢性皮炎

风热血燥型（干性）

案例叙述　45岁男性，因"头面红斑伴脱屑1个月"就诊。可以见头面部淡红色斑片、干燥、脱屑、瘙痒，伴有口干口渴，大便干燥。舌质红，苔薄白，脉细数。

病情分析　本例患者属于脂溢性皮炎，素体血燥，又加上风热外袭，郁久则血燥，阴血不足则生风，蕴阻肌肤，肌肤失去濡养，以致皮肤粗糙干燥，皮疹表现以干性为主。

用药知识

1. 选择什么药物适合？

选用消风止痒颗粒，本方源自明代《外科正宗》的消风散，经加减化裁而来，主要成分为防风、蝉蜕、地骨皮、苍术、当归、石膏等，治以清热除湿，疏风养血。

2. 适合什么样的脂溢性皮炎患者使用？

以瘙痒剧烈，遇热明显，伴有口干、大便干的脂溢性皮炎者。

3. 如何正确服用此药物？

口服，周岁以内一日15g；1～4岁一日30g；5～9岁一日45g；10～14岁一日60g；15岁以上一日90g。分2～3次服用；或遵医嘱。

4. 服用本药时应注意什么？

①阴血亏虚者不适宜服用。②孕妇慎服。③饮食宜清淡，易消化，忌辛辣、油腻、海鲜食品。④服药期间出现胃脘疼痛或腹泻时应及时停服。

5. 相似功效的中成药还可选择那些?

还可选择防参止痒颗粒。

脾胃湿热型（湿性）

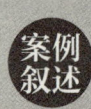
32岁女性，因"面部起红斑伴痒2个月"就诊。可见颜面潮红，双眉弓、鼻头、颊部片状红斑，油腻性鳞屑。伴有口苦、口黏，小便黄，大便干。舌质红，苔黄，脉滑。

本例患者属于脂溢性皮炎。因过食辛辣厚味及油腻，湿热内生，上蒸颜面，蕴阻肌肤所致。

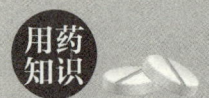

1. 选择什么药物适合?

选用二妙丸，本药方源于元末明初时《丹溪心法》中的二妙散，包含苍术、黄柏两味药物，有清热燥湿之功效。

2. 适合什么样的脂溢性皮炎患者使用?

脂溢性皮炎红斑瘙痒，伴有油腻性鳞屑，同时有口苦、口黏、口渴，小便黄赤者适用。

3. 如何正确服用此药物?

口服，一次6~9g，一日2次。

4. 服用本药时应注意什么?

①本品清热燥湿，故寒湿痹阻、脾胃虚寒者忌用。②服药期间，宜食用清淡易消化之品，忌食辛辣油腻之品，以免助湿生热。

各论 脂溢性皮炎

5. 相似功效的中成药还可选择哪些?

还可选择四妙丸、防风通圣丸。

忌食辛辣,少吃油腻甘甜食物,少饮浓茶,忌烟酒;保持大便通畅,多吃蔬菜、豆制品。不可用刺激性过强的肥皂洗涤。调节情志,作息规律。

小贴士

消风止痒颗粒还可用于风热湿蕴导致的湿疹、皮肤瘙痒症及丘疹性荨麻疹。二妙丸也可用于湿热下注的丹毒、足膝关节肿痛、阴囊湿痒及白带增多。

神经性皮炎

肝郁化火证

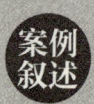
案例叙述　51岁女性，因"颈部起疹伴痒2年"就诊。可以见皮损色红，纹理粗疏，苔藓化，抓痕，伴有心烦易怒，失眠多梦，眩晕，心悸，口苦，咽干。舌边尖红，苔黄，脉弦滑。

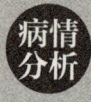
病情分析　本例患者属于神经性皮炎。人的情绪波动、精神不畅及性情急躁等精神方面的变化，会出现化火生热，火热潜伏营血，生风化燥，肌肤失养。

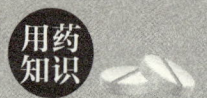
用药知识

1. 选择什么药物适合？

选用丹栀逍遥丸，包含柴胡、栀子（姜炙）、牡丹皮、薄荷、白芍、当归、白术（麸炒）、茯苓、甘草，治以舒肝清热，健脾养血。

2. 适合什么样的神经性皮炎患者使用？

神经性皮炎，以皮疹色红，瘙痒剧烈，每于情绪变化后复发及加重，有口苦咽干，失眠多梦，大便干者适用。

3. 如何正确服用此药物？

口服，一次6g，一日2次。

4. 服用本药时应注意什么？

①本品用于肝郁血虚有热之证，脾胃虚寒，脘腹冷痛，大便溏薄者禁用。②服药期间饮食宜用清淡易消化之品，忌食生冷油腻，以免伤脾生湿。③服药期间注意调节情志，切忌气恼劳碌。

各论 神经性皮炎

 5. 相似功效的中成药还可选择哪些？

还可选择龙胆泻肝丸或泻肝安神丸。

血虚风燥型

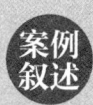 案例叙述　　58岁女性，因"颈部皮疹伴瘙痒10年"就诊。患者病程长，颈后可见近掌心大小斑疹，呈灰白色，苔藓化增厚，覆有干燥鳞屑，剧烈瘙痒，入夜尤甚，伴有失眠健忘。舌质淡，苔薄白，脉细涩。

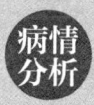 病情分析　　本例患者属于神经性皮炎。患者皮疹日久，则耗伤体内阴血，而血虚则生风，风盛则燥，燥甚则痒。故可以见到本患者皮疹灰白，肥厚干燥。血虚导致心脑营养不足，故见失眠健忘。

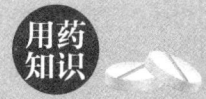 用药知识

 1. 选择什么药物适合？

选用乌蛇止痒丸，包含当归、人参须、蛇床子、乌梢蛇、苍术、牡丹皮、苦参、黄柏、人工牛黄、蛇胆汁、防风。有养血祛风，燥湿止痒的功效。

 2. 适合什么样的神经性皮炎患者使用？

病程日久，缠绵反复，皮疹色暗，肥厚干燥。可伴有皮肤干燥，面色无光，头晕眼花、心慌心悸或失眠健忘等症状。

3. 如何正确服用此药物？

口服，一次2.5g（约20丸），一日3次。

4. 服用本药时应注意什么？

①孕妇禁用、哺乳期妇女应慎用；②感冒时，不宜服用本药；③饮食宜清淡，

易消化食物，忌食辛辣、油腻食物，不宜饮茶及吃萝卜。

5. 相似功效的中成药还可选择哪些？

还可选择润燥止痒胶囊。

向患者介绍有关本病的发生和发展过程，使其有充分的信心，积极配合治疗；避免精神刺激，保持心情舒畅、情绪稳定。尽量避免局部刺激，不要用热水烫洗或涂搽不适当的药物。勿食辛辣刺激性食物。勿饮使本病加重或复发的饮料如酒、浓茶、咖啡等。

小贴士

丹栀逍遥丸还可用于肝郁血虚，肝脾不和所致的两胁胀痛、头晕目眩、倦怠食少、月经不调、脐腹胀痛。

乌蛇止痒丸也可用于血虚风燥，兼有风湿热邪蕴于肌肤的慢性荨麻疹及皮肤瘙痒症。

荨麻疹

风热证

案例叙述　28岁男性，因"周身反复起风团伴痒2周"就诊。可以症见发病急骤，风团色红，灼热剧痒，遇热加重，遇冷则减轻，咽喉肿痛，舌红，苔薄黄，脉浮数。

病情分析　本例患者属于荨麻疹。风为百病之长，善行而数变，风邪多与热邪相兼，搏于肌肤腠理而引起本病。

用药知识

1. 选择什么药物适合？

选用消风止痒颗粒，本药方由《外科正宗》的消风散加减划裁而来。主要成分包括防风、蝉蜕、地骨皮、苍术、亚麻子、当归、地黄、木通、荆芥、石膏、甘草。功效为疏风清热、除湿止痒。

2. 适合什么样的荨麻疹患者使用？

荨麻疹，症见发病急骤，风团色红，灼热剧痒，遇热加重，舌质红者适用。

3. 如何正确服用此药物？

口服，周岁以内一日15g；1～4岁一日30g；5～9岁一日45g；10～14岁一日60g；15岁以上一日90g。分2～3次服用；或遵医嘱。

4. 服用本药时应注意什么？

①阴血亏虚者不适宜服用；②孕妇慎服；③饮食宜清淡，易消化，忌辛辣、油腻、海鲜食品。

5. 相似功效的中成药还可选择哪些？

还可选择防参止痒颗粒或荨麻疹丸。

风寒证

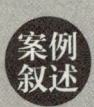 35岁女性，因"颈部四肢起风团伴瘙痒1个月"就诊。患者风团颜色淡红，遇冷或风吹则发生或加剧，遇热则减轻；自觉瘙痒，伴恶风畏寒，口不渴，苔薄白，脉浮紧或迟缓。多冬季发病。

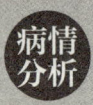 本例患者属于荨麻疹。患者机体卫表不固则易感风寒之邪，则易为风邪侵袭。风为百病之长，常挟寒、挟热等邪气侵犯机体。若人体阳气不足产生风寒表证。

 1. 选择什么药物适合？

选用荆防颗粒（合剂）。其主要成分包括荆芥、防风、茯苓、独活、柴胡、前胡、川芎、枳壳、羌活、桔梗、薄荷、甘草。本方具有解表散寒、祛风胜湿之功效。

 2. 适合什么样的荨麻疹患者使用？

症见风团色淡微红，以露出部位如头面、手足为重，遇风、冷后加重，得温则缓，舌苔白的患者适用。

 3. 如何正确服用此药物？

颗粒剂：开水冲服，一次15g，一日3次。合剂：口服。一次10~20ml，一日3次。用时摇匀。

 4. 服用本药时应注意什么？

①忌食生凉饮食；②本品含蔗糖，糖尿病患者忌服。

各论 荨麻疹

5. 相似功效的中成药还可选择哪些?

还可选择感冒清热颗粒。

血虚证

 60岁女性,因"周身反复起风团伴瘙痒1年余"就诊。患者躯干及四肢风团反复发作,迁延日久,夜晚加重,常伴皮肤干燥、神疲乏力、两目干涩,舌质红少津,脉细。

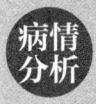 本例患者属于荨麻疹。患者素体虚弱,气血不足,腠理卫外不固,易导致风邪入侵而发病。

1. 选择什么药物适合?

选用四物合剂。主要成分当归、川芎、白芍、熟地黄。具有养血疏风的功效。

2. 适合什么样的荨麻疹患者使用?

皮疹反复发作,迁延日久,午后或夜间加重。可伴有疲倦,虚烦,口干,手足心热,舌红少津,脉沉细。

3. 如何正确服用此药物?

口服,一次10～15ml,一日3次。

4. 服用本药时应注意什么?

①忌不易消化食物;②感冒发热患者不宜服用。

·57·

5. 相似功效的中成药还可选择哪些？

还可选择四物颗粒。

气虚证

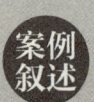 **案例叙述** 55岁男性，因"周身风团伴瘙痒5个月余"就诊。患者皮疹反复发作，色泽淡红或呈皮色，伴面色黄白、多汗易乏，身重畏寒。舌淡胖苔白，脉沉缓。

 **病情分析** 本例患者属于荨麻疹。患者肺脾气虚，导致皮肤防御外邪能力下降，风邪乘虚入侵而发病。

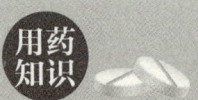 **用药知识**

 ## 1. 选择什么药物适合？

玉屏风颗粒。本方源于玉屏风散，出自我国元代医家危亦林所撰的《世医得效方》，由防风、黄芪、白术三味中药组成，可敛汗固表，凡属脾肺气虚，卫气不固者，均可用之。

 ## 2. 适合什么样的荨麻疹患者使用？

临床上见慢性荨麻疹，病情缠绵，风团反复，汗出受风或浴后受风加重，自汗出，伴有面色白，倦怠乏力，易感冒的患者适用。

 ## 3. 如何正确服用此药物？

开水冲服，一次5g，一日3次。

各论 荨麻疹

 4. 服用本药时应注意什么？

①热病汗出忌用；②阴虚盗汗应慎用；③服药期间饮食宜选清淡之品。

 5. 相似功效的中成药还可选择哪些？

还可选择复芪止汗颗粒。

✚ 在日常生活中，注意寻找诱发原因，尽可能回避与消除致病因素。

✚ 室内温湿度要适宜，减少飞尘，保持空气新鲜，注意季节变化，避免潮湿，防止风寒和风热的侵袭。

✚ 注意皮肤清洁卫生，勤换内衣，不要贴身穿毛织品和化纤类衣服。保护皮肤，剪短指甲，避免搔抓。

✚ 暂不食用易引起过敏的食物，如鱼、虾等，奶制品应煮沸10分钟方能饮用。有些患者进食冷饮会引起口咽部肿胀，影响呼吸；在冷水中游泳或淋浴时会发生类似组胺休克症状，故应加以注意，以免发生意外。

✚ 保持二便通畅，便秘者，可给缓泻润肠剂，清胃肠湿热。

✚ 避免情绪激动等不良情志因素，解除思想负担，防止发疹时精神紧张。

✚ 要加强体育锻炼，养成良好的卫生习惯。

小贴士

消风止痒颗粒还可用于风热湿蕴导致的湿疹、皮肤瘙痒症及丘疹性荨麻疹。

荆防颗粒还可用于用于风寒感冒，头痛身痛，恶寒无汗，鼻塞清涕，咳嗽白痰。

四物合剂还可用于血虚所致的面色萎黄、头晕眼花、心悸气短及月经不调。

玉屏风颗粒也是体质虚弱者预防感冒等感染性疾病的良方，因其具有调节人体免疫力之功效，故有中成药中"丙种球蛋白"的美称。

淤积性皮炎

气血亏虚、经脉淤滞

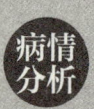

案例叙述

60 岁男患者，因"双下肢起疹，间歇发作 20 余年"来皮肤科就诊。患者长期站立工作，静脉曲张 30 余年。20 年前双下肢逐渐出现红色、褐红色斑片，有时可呈紫癜样斑片，自觉瘙痒明显，常抓破糜烂和结痂，反复发作。日久皮肤逐渐粗糙、脱屑、增厚、皲裂。同时自诉有食欲不振，四肢乏力，精神恍惚，少气懒言的症状。检查其双下肢弥漫性暗红色斑片，部分粗糙、脱屑、增厚，口唇指甲淡白，舌质暗淡，舌苔白，脉细。

病情分析

本例患者有静脉曲张病史，诊断淤积性皮炎并不困难。患者有食欲不振，四肢乏力，精神恍惚，少气懒言的症状。检查其双下肢弥漫性暗红色斑片，部分粗糙、脱屑、增厚，口唇指甲淡白，舌质暗淡，舌苔白，脉沉细，辨证属气血亏虚、经脉淤滞证，故相对应本患者应选益气养血、活血通络的药物。

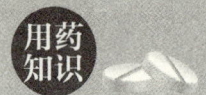

1. 选择什么药物适合？

选用八珍颗粒（丸），由熟地黄、党参、当归、白芍（炒）、白术（炒）、茯苓、川芎、炙甘草组成，有健脾益气、养血活血的功效。

2. 适合什么样的患者使用？

用于淤积性皮炎患者伴有气血不足、经脉淤滞的症状，如食欲不振，四肢乏力，精神恍惚，少气懒言，口唇指甲淡白者为佳。

3. 如何正确服用此药物？

颗粒剂：开水冲服，一次 1 袋，一日 2 次。

丸剂：口服。水蜜丸一次6g，大蜜丸一次1丸，一日2次。

4. 服用本药时应注意什么？

① 本品为气血两虚证而设，体实有热者忌服。② 感冒者慎用，以免表邪不解。③ 服药期间饮食宜选清淡易消化之品，忌食辛辣、油腻、生冷之品。

5. 相似功效的中成药还可选择哪些？

可选用四物颗粒、大黄䗪虫胶囊等。

预防措施

患者应避免久站、久立，休息时抬高患肢。

小贴士

本病急性期红肿瘙痒明显时，勿用热水烫洗。

瘙痒症

血热生风证

案例叙述　20岁男性，因为"瘙痒3天"来诊。患者3天前，吃火锅后开始浑身瘙痒，遇热明显，遇冷减轻，同时伴有口干、想喝凉水。查体：未见明显原发疹，散见抓痕。

病情分析　患者瘙痒，无皮疹，诊断为"皮肤瘙痒症"，中医称之为"痒风"。患者青年男性，急性起病，有进食辛辣史，瘙痒遇热明显，遇冷减轻，同时伴有口干、想喝凉水，属血热生风证，治以凉血息风。

用药知识

1. 选择什么药物适合？

应选择消风止痒颗粒，本药由荆芥、防风、炒苍术、蝉蜕、石膏、木通、地骨皮、亚麻子、当归、地黄、甘草等组成，有清热除湿、消风止痒的功效。

2. 适合什么样的皮肤瘙痒症患者使用？

适合于皮肤瘙痒症血热生风证的患者，多见于青壮年，好发于夏季，症见皮肤瘙痒，夜间为重，遇热易发作，遇冷减轻，烦躁或食入辛辣而瘙痒加甚，伴心烦口渴，舌红苔薄黄，脉弦数。

3. 如何正确服用此药物？

每袋15g，口服，周岁以内一日15g；1～4岁一日30g；5～9岁一日45g；10～14岁一日60g；15岁以上一日90g。分2～3次服用；或遵医嘱。

4. 服用本药时应注意什么？

阴血亏虚者不适宜服用；孕妇慎服；饮食宜清淡，易消化，忌辛辣、油腻、

各论 瘙痒症

海鲜食品。

 5. 服用本药后会有什么不良反应，如何处理？

服药期间出现胃脘疼痛或腹泻时应减量服药或停药。

 **预防措施**

忌食辛辣刺激性食物，如饮酒、喝浓茶咖啡等；保持大便通畅。

小贴士

皮肤瘙痒症病因比较复杂，有些往往与饮食和情绪有关，需改变饮食习惯或停止饮酒，瘙痒才能减轻。精神紧张的患者应该心情舒畅，要适当的休息。

外寒里热证

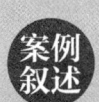 **案例叙述**

30岁男性，因为"瘙痒2周"来皮肤科门诊就诊。患者入冬以来自觉瘙痒明显，同时伴有皮肤干燥，出汗较少，大便秘结，小便短赤，口干口渴，喜冷饮。查体：未见明显原发疹，散见抓痕。舌红，苔黄，脉弦数。

 **病情分析**

患者身发瘙痒，无皮疹，诊断为"皮肤瘙痒症"，中医称之为"痒风"。患者青年男性，冬季发病，病程短，伴有皮肤干燥少汗，大便秘结，小便短赤，口干口渴，喜冷饮，舌红，苔黄，脉弦数，证属外寒里热证，治以散寒清热。

 **用药知识**

 1. 选择什么药物适合？

应选用防风通圣丸，本药由麻黄、荆芥穗、防风、薄荷、大黄、芒硝、滑石、

· 63 ·

栀子、石膏、黄芩、连翘、桔梗、当归、白芍、川芎、炒白术、甘草，有解表通里、清热解毒的功效。

 2. 适合什么样的皮肤瘙痒症患者使用？

本药适用于皮肤瘙痒症外寒里热证的患者，证见皮肤干燥，瘙痒明显，出汗较少，大便秘结，小便短赤，口干口渴，喜冷饮，舌红，苔黄，脉弦数等。

 3. 如何正确服用此药物？

每8丸相当于原药材6g，口服，一次8丸，一日2次。

 4. 服用本药时应注意什么？

本品解表通里，清热解毒，虚寒证者不适用；不宜和牛黄解毒片联用；孕妇慎用；服药期间忌服滋补性中药，忌烟、酒及辛辣、生冷、油腻食物。

 5. 服用本药后会有什么不良反应，如何处理？

本药含有大黄、芒硝等泻药，服药后若出现轻微腹泻，属正常现象；若腹泻明显，应该减量或停药。

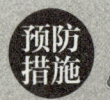

忌食辛辣刺激性食物如饮酒；避免情绪刺激；保持大便通畅。

小贴士

本药为解表清里而设立，应用于外寒里热的实证，脾胃虚寒者，不可服药；不可长期服药或当做"减肥药"、"通便药"使用。

各论 瘙痒症

血虚风燥证

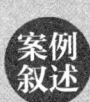
案例叙述 70岁男性，因为"瘙痒1个月"来皮肤科门诊就诊。患者每年入冬就自觉瘙痒，皮肤干燥脱屑，夜间明显，影响睡眠。查体：未见明显原发疹，较多抓痕及血痂，舌红，苔少，脉弦细。寻求诊断和治疗。

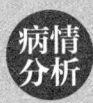
病情分析 患者身发瘙痒，无皮疹，诊断为"皮肤瘙痒症"，中医称之为"痒风"。患者老年，冬季反复发病，瘙痒明显，皮肤干燥，舌红，苔少，脉弦细，证属血虚风燥证，治以养血息风。

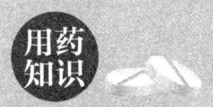
用药知识

1. 选择什么药物适合？

应该选用湿毒清胶囊，本药由地黄、当归、苦参、白鲜皮、土茯苓、黄芩、丹参、蝉蜕、甘草等组成，有养血润肤、祛风止痒的功效。

2. 适合什么样的皮肤瘙痒症患者使用？

本药适用于皮肤瘙痒症血虚风燥证患者，多见于老年或体虚之人，好发于秋冬季节，夏季多减轻或自愈。证见皮肤干燥，遍布抓痕，夜间痒甚，经常搔抓处皮肤肥厚，上覆细薄鳞屑，或遍布血痕，病程迁延数月至数年。瘙痒每遇劳累而加剧，常伴心悸失眠，神情倦怠，面色苍白，食欲不振；舌红，薄少，脉弦细。

3. 如何正确服用此药物？

每粒装0.5g，一次3～4粒，一日3次。

4. 服用本药时应注意什么？

湿热俱盛或火热炽盛者慎用；孕妇慎用；忌食辛辣、海鲜食品；过敏体质者慎用。

皮肤病安全用药手册

 5. 服用本药后会有什么不良反应，如何处理？

本药性寒，若服药后出现胃部不适或腹泻的症状，应饭后服药或减量；若出现过敏反应，应立即停药、就医。

冬季气候干燥，应适度沐浴，勤抹润肤油，尤其是老年人和气血虚少之人；忌食辛辣刺激性食物及饮酒等。

小贴士

本药含有白鲜皮、土茯苓等药物，长期服药，应检查肝肾功能，防止出现肝肾功能损伤；本药含有蝉蜕，对异种蛋白过敏的患者应谨慎服药。

瘀血阻滞证

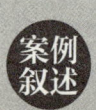

40岁女患者，因为"瘙痒3年"来皮肤科门诊就诊。患者3年来，反复皮肤瘙痒，主要是腰部、足背、手腕部等部位，没有明显季节规律。并且患者面色晦暗，眼袋较深，口唇色紫，月经血块多，痛经明显。查体：未见明显原发疹，抓痕血痂明显。舌质暗有瘀点，脉涩滞。寻求诊断和治疗。

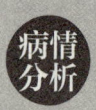

患者瘙痒，无皮疹，诊断为"皮肤瘙痒症"，中医称之为"痒风"。患者中年女性，长期皮肤瘙痒，无季节规律，多限于腰围、足背、手腕部等受挤压部位，抓痕血痂明显，伴见面色晦暗，眼袋较深，口唇色紫，月经血块多，痛经明显，舌质暗有瘀点，脉涩滞等血瘀表现，证属瘀血阻滞证，治以活血化瘀。

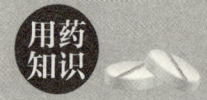

各论 瘙痒症

1. 选择什么药物适合？

应该选用大黄䗪虫丸，本药由熟大黄、土鳖虫(炒)、水蛭(制)、虻虫(去翅足,炒)、蛴螬(炒)、干漆(煅)、桃仁、地黄、白芍、黄芩、苦杏仁(炒)、甘草等组成，有活血破瘀、通经消癥的功效。

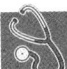
2. 适合什么样的皮肤瘙痒症患者使用？

本药适合于皮肤瘙痒症瘀血阻滞证的患者。症见瘙痒可发于任何年龄，不分季节，多限于腰围、足背、手腕部等受挤压部位。证见抓痕累累，伴有紫色条痕，面色晦暗，口唇色紫，口干不欲饮；舌质暗或有瘀点或瘀斑，脉涩滞等。

3. 如何正确服用此药物？

每丸重3g，口服，一次1～2丸，一日1～2次。

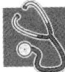
4. 服用本药时应注意什么？

本品为瘀血干结，阴血不足所设，若属气虚血瘀者不宜；本品含有破血逐瘀之品，孕妇禁用；本药破血攻伐之力较强，易耗伤正气，体弱年迈者慎用；体质壮实者也当中病即止，不可过用、久用；服药后出现皮肤过敏者停用；服药期间忌食寒凉之品；患有感冒时停用。

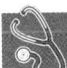
5. 服用本药后会有什么不良反应，如何处理？

本药为活血化瘀药，若服药后月经量多，应减量、停药或待月经过后服药；若出现过敏反应，应立即停药、就医。

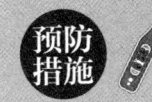

保持心情舒畅、避免情绪波动；衣物要柔软、舒适、宽松，避免紧压；生活要规律化，保证充足睡眠；积极治疗妇科病，保持月经通畅。

本药含有多种虫类药物，对异种蛋白过敏的患者应谨慎服药。

风湿蕴肤证

案例叙述 50岁女性，因为"瘙痒2周"来皮肤科门诊就诊。患者每年开春自觉干燥瘙痒，痒无定处，同时伴有口干口渴，两目干涩等。查体：未见明显原发疹，抓痕、血痂明显，舌红、苔薄黄、脉弦数。寻求诊断和治疗。

病情分析 患者瘙痒，无皮疹，诊断为"皮肤瘙痒症"，中医称之为"痒风"。患者中年女性，每年春季发病，皮肤干燥，瘙痒明显，伴有口干、口渴，两目干涩等。舌红、苔薄黄、脉弦数。证属风湿蕴肤证，治以祛风燥湿。

用药知识

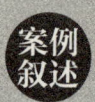 1. 选择什么药物适合？

应选择乌蛇止痒丸，本药由当归、人参须、蛇床子、乌梢蛇、苍术、牡丹皮、苦参、黄柏、人工牛黄、蛇胆汁、防风等组成，有养血祛风，燥湿止痒的功效。

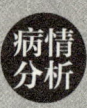 2. 适合什么样的皮肤瘙痒症患者使用？

本药适用于皮肤瘙痒症风湿蕴肤证的患者，多见于春季，证见周身皮肤瘙痒、干燥，痒无定处，搔抓后出现抓痕、血痂、色素沉着，随破随收，破处多为干性，伴见口干口渴、疲倦乏力，两目干涩；舌红、苔薄黄、脉弦数。

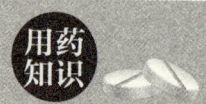 3. 如何正确服用此药物？

每10丸重1.25g，口服，一次2.5g，一日3次。

4. 服用本药时应注意什么?

孕妇禁用;饮食宜清淡,食易消化食物,忌食辛辣、油腻食物;哺乳期妇女应慎用。

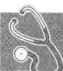
5. 服用本药后会有什么不良反应,如何处理?

本药性寒凉,若患者服药后出现胃部不适、腹泻等症状,应减量或饭后服药;若出现过敏反应,应立即停药、就医。

预防措施

春季应适度防风保暖,少食辛辣刺激饮食,避免生气及情绪波动。

小贴士

本药含有多种动物类药物,对异种蛋白过敏的患者应谨慎服药。

湿热蕴结证

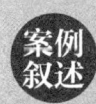
案例叙述

60岁男性,因为"皮肤瘙痒3个月"来皮肤科门诊就诊。患者3个月来,皮肤瘙痒明显,尤其是肛周及阴囊等处,夜间明显,伴见口干口苦,小便黄赤,大便秘结。查体:未见明显原发疹;抓痕血痂明显。舌红,苔黄腻,脉滑数。寻求诊断和治疗。

病情分析

患者瘙痒,无皮疹,诊断为"皮肤瘙痒症",中医称之为"痒风"。患者老年男性,瘙痒以阴囊、肛周为主,同时伴见口干口苦,小便黄赤,大便秘结等症状,舌红,苔黄腻,脉滑数,证属湿热蕴结证,治以清热利湿。

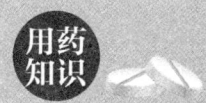

1. 选择什么药物适合？

选用龙胆泻肝丸。本药由龙胆草、黄芩、栀子、车前子、泽泻、川木通、当归（酒炒）、地黄、柴胡、炙甘草等组成，有清肝胆、利湿热的功效。

 2. 适合什么样的皮肤瘙痒症患者使用？

适合皮肤瘙痒症湿热蕴结证的患者服用，症见瘙痒见于肛周、女阴、阴囊等部位，为阵发性，夜间尤甚，因搔抓局部可出现水肿、水疱、脓疱、丘疹、丘疱疹、糜烂等皮疹，局部淋巴结可触之疼痛，可伴有口干口苦、胸胁闷胀、小便黄赤、大便秘结、带下色黄、腥臭等症状；舌红，苔黄腻，脉滑数。

 3. 如何正确服用此药物？

口服，一次3～6g，一日2次。

 4. 服用本药时应注意什么？

本品清肝胆实火，若阴虚火旺、脾胃虚寒者忌用；方中含有活血、淡渗利湿之品，有碍胎气，孕妇慎用；服药期间饮食宜用清淡易消化之品，忌食辛辣油腻之品，以免助热生湿；本药苦寒，易伤正气，体弱年迈者慎服，即使体质壮实者，也当中病即止，不可过服、久服。

 5. 服用本药后会有什么不良反应，如何处理？

如服药呕吐或胃肠不适者，可采用凉药热服法，一般宜用温开水送服。

忌饮酒及过食辛辣刺激食物；劳逸结合，避免过劳；局部衣着宽松通气；积极治疗妇科、肛肠等疾病。

小贴士

既往曾经有关木通引起肾损害的报告,国家已经将关木通更换为川木通,目前尚未检索到有关含川木通的龙胆泻肝丸的不良反应报道。

毛囊炎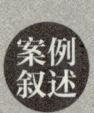

湿热内阻证

案例叙述 20岁男性，因为"背部、臀部起红疙瘩1周"至皮肤科门诊就诊。患者是一名火车司机，夏天驾驶室里非常闷热，一到夏天就发作，背部、臀部起红疙瘩，红肿、流脓、疼痛明显。查体：背部、臀部较多绿豆大小红色丘疹，部分上见脓头。舌质红，苔黄腻，脉滑数。

病情分析 患者背部、臀部红色炎性丘疹，夏季多汗时易发作，诊断"毛囊炎"。发于臀部者，中医称之为"坐板疮"。患者闷热季节发病，皮疹红肿、流脓、疼痛，舌质红，苔黄腻，脉滑数，辨证为湿热内阻证，治以清热利湿。

用药知识

1. 选择什么药物适合？

选用栀子金花丸，本药由栀子、黄连、黄芩、黄柏、金银花、知母、天花粉、大黄等组成，具有清热利湿、凉血解毒的作用。

2. 适合什么样的毛囊炎患者使用？

适合毛囊炎湿热内阻证的患者，证见病程较短，局部红肿或湿肿，压之外溢脓水，自觉疼痛绵绵不休，愈后遗留肥厚性瘢痕，难以消尽；脉象濡数，舌质红，苔黄或黄微腻。

3. 如何正确服用此药物？

口服，一次9g，一日1次。

4. 服用本药时应注意什么？

本品清肺胃实火，阴虚火旺者忌用；本品含较多苦寒药、攻下药及天花粉，孕妇慎用；服药期间饮食宜清淡，忌食辛辣刺激之品；本药苦寒易伤正气，体弱年迈者慎服，体壮者也应中病即止，不可过服、久服。

 5. 服用本药后会有什么不良反应，如何处理？

如服药后出现胃部不适及腹泻等，可采取减量服药和餐后服药的方法，一般宜用温开水送服。

 **预防措施**

工作、生活环境保持通风透气；注意个人卫生，勤洗澡，勤理发，勤修指甲，勤换衣服；忌食辛辣、鱼腥发物及肥甘厚腻之品；及时防治糖尿病；不宜自行挤压；多饮清凉饮料，如绿豆汤等。

小贴士

本药含有大黄等苦寒、泻下药物，清热泻火力量大，非湿热毒蕴实证不可服用；服药后可出现大便增多的现象，不可长期久服，更不可作为通便及减肥药物使用。

气阴两虚证

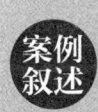 **案例叙述**

60岁男性，因"反复臀部起红疙瘩2年余"就诊。患者有糖尿病史，血糖控制一直不理想，总是口干乏力，臀部经常起小红疙瘩，略感疼痛，但肿的不是很明显，而且也不爱出脓，经常发作。查体：臀部散见数枚绿豆大小淡红色丘疹。脉细，舌红，苔少。

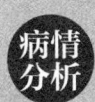 **病情分析**

患者臀部炎性丘疹，诊断为"毛囊炎"，中医称之为"坐板疮"。患者有糖尿病史，血糖控制不佳，皮疹淡红，轻微疼痛，不易化脓，舌红，苔少，脉细，辨证为气阴两虚证，治以益气养阴。

 用药知识

1. 选择什么药物适合?

应当选用生脉胶囊,本药由红参、麦冬、五味子等组成,有益气复脉、养阴生津的功效。

2. 适合什么样的毛囊炎患者使用?

本药适合毛囊炎气阴两虚证患者适用,证见病程长,疮形似肿非肿,似溃非溃,脓液清稀;自觉疼痛,夜间尤重,脉象虚细,舌质淡红,苔少。

3. 如何正确服用此药物?

口服,一次3粒,一日3次。

4. 服用本药时应注意什么?

服用本品同时,忌食辛辣、油腻之物。

5. 服用本药后会有什么不良反应,如何处理?

本药为补益类药物,如服药后出现大便干燥,皮疹增多等"上火"症状时,应适度减量,或与其他清热解毒药物共同服用。

 预防措施

及时防治糖尿病、贫血等疾病;并且治疗时不可过分使用寒凉药。

小贴士

本药含有红参等补益类药物,在治疗本病时一般与其他清热解毒类药物共同服用,相互配合。

痈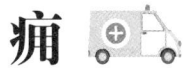

热毒蕴结证

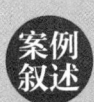
案例叙述

40岁男患者，因为"背部肿块1周"至皮肤科门诊就诊。患者1周前背部出现肿块，逐渐扩大，自觉疼痛，同时伴有发热恶寒，食欲不振，全身不适，口渴引饮，大便干结等症状。既往有糖尿病史，血糖控制不理想。查体：背部肩胛间区见一直径10cm红色肿块，边界清楚，上见多个脓头，肤温高，有压痛。舌红，苔黄，脉滑数。寻求诊断及治疗。

病情分析

患者背部肿块，红肿热痛，有糖尿病史，诊断为"痈"，中医称之为"有头疽"。患者局部红肿疼痛，伴有恶寒发热，食欲不振，全身不适，口渴引饮，大便干结，舌红，苔黄，脉滑数等，证属热毒蕴结证，治以清热解毒。

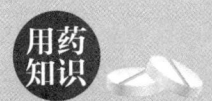
用药知识

1. 选择什么药物适合？

应该选用连翘败毒丸。本药由金银花、连翘、蒲公英、紫花地丁、大黄、栀子、黄芩、黄连、黄柏、苦参、白鲜皮、木通、防风、白芷、蝉蜕、荆芥穗、羌活、麻黄、薄荷、柴胡、天花粉、玄参、浙贝母、桔梗、赤芍、当归、甘草等组成。本药有清热解毒、消肿止痛的作用。

2. 适合什么样的痈患者使用？

适合痈热毒蕴结证，即痈的初期，证见皮疹局部红肿疼痛，质地坚韧，界限不清，伴有恶寒发热，食欲不振，全身不适，口渴引饮，大便干结，舌红，苔黄，脉滑数。

3. 如何正确服用此药物？

口服。每100粒重6g，一次6g，一日2次。

4. 服用本药时应注意什么？

本品清热解毒作用强，若阴虚火旺、脾胃虚寒者忌用；孕妇慎用；忌食辛辣、油腻、海鲜等食品；本药性寒，易伤正气，体弱年迈者慎服，即使体质壮实者，也当中病即止，不可过服、久服。

5. 服用本药后会有什么不良反应，如何处理？

如服药后出现恶心、胃部不适及腹泻等，可采取减量服药和餐后服药的方法，一般宜用温开水送服。

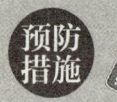

加强体质锻炼，注意个人卫生。高热时应卧床休息，多饮开水。忌食鱼腥、辛辣之品，如辣椒、浓茶、咖啡、酒类。

小贴士

连翘败毒丸含有大黄等苦寒泻下药物，清热泻火力量大，非热毒蕴结实证不可服用；服药后可出现大便增多的现象，不可长期久服，更不可作为通便及减肥药物使用。

热盛肉腐证（成脓期）

案例叙述

50岁男性，既往有糖尿病史，血糖控制不理想。因为"背部肿块20余日，破溃3天"至皮肤科门诊就诊。患者20余日前背部出现肿块，逐渐扩大，自觉疼痛，同时伴有恶寒发热、全身不适、食欲不振等症状。3天前肿块破溃出脓，排除大量脓液，红肿疼痛减轻。查体：背部肩胛间区见一10cm×10cm红色肿块，边界清楚，中央见5cm×5cm溃口，形如"火山口"，其内含有脓液和大量坏死组织。舌红，苔黄，脉滑数。

病情分析

患者背部肿块，红肿热痛，有糖尿病史，诊断为"痈"，中医称之为"有头疽"。患者肿块已破溃流脓，舌红，苔黄，脉滑数，证属热盛肉腐证（成脓期），治以托里排脓。

1. 选择什么药物适合？

应该选择补中益气丸，本药由炙黄芪、党参、白术、炙甘草、陈皮、当归、升麻、柴胡等组成，有补中益气、升阳举陷的作用。

2. 适合什么样的痈患者使用？

适合痈热盛肉腐证（成脓期）的患者，证见皮疹红肿疼痛，中央部出现多个脓栓，破溃后呈蜂窝状，中央部发生组织坏死、溶解、塌陷，像"火山口"，其内含有脓液和大量坏死组织。痈易向四周和深部发展，周围呈浸润性水肿，疼痛剧烈。局部淋巴结有肿大和疼痛。全身症状明显，如畏寒、发热、全身不适、食欲不振等，易并发全身性化脓性感染。舌红，苔黄，脉滑数。

3. 如何正确服用此药物？

水丸：口服。一次6g，一日2～3次。

4. 服用本药时应注意什么？

阴虚内热者忌用；不宜与感冒药同时服用；忌食生冷油腻、不易消化食物。

5. 服用本药后会有什么不良反应，如何处理？

若服药后出现口干、口舌生疮等"上火"的表现时，可适度减量。

身体虚弱者，可适当增加营养食品，如鸡肉、猪肉等类，促进成脓；初期治疗时不可过分使用寒凉药，影像成脓。

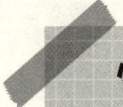

小贴士

补中益气丸为补益类药物，可配合清热解毒类中成药共同服用。

正虚邪恋证（溃后）

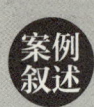

案例叙述

60岁男患者，既往有糖尿病史，血糖控制不理想。因为"背部肿块1个月余，破溃10余天"至皮肤科门诊就诊。患者1个月余前背部出现肿块，逐渐扩大，自觉疼痛。10余天前肿块破溃出脓，排除少量脓液。溃脓后，肿块久不收口，时流少量清稀脓液。伴见时有低热，食少便溏，精神不佳。查体：背部肩胛间区见一10cm×10cm暗红色肿块，边界欠清楚，中央见5cm×5cm溃口，有少量清稀脓性分泌物。舌淡，苔白，脉细数。

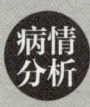

病情分析

患者背部肿块，红肿热痛，有糖尿病史，诊断为"痈"，中医称之为"有头疽"。患者肿块已破溃流脓，但久不收口，时流清稀脓液，舌淡，苔白，脉细数，证属正虚邪恋证（溃后），治以益气养血。

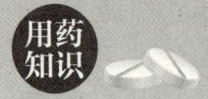

用药知识

1. 选择什么药物适合？

选择人参养荣丸，本药由人参、熟地黄、白术、茯苓、炙黄芪、五味子、当归、白芍、肉桂、远志、陈皮、炙甘草等组成，有温补气血等作用。

2. 适合什么样的痈患者使用？

适合痈正虚邪恋证（溃后）的患者，证见皮疹溃脓后，久不收口，脓液清稀色淡，伴见时有低热，食少便溏，精神不佳，舌淡，苔白，脉细数等。

3. 如何正确服用此药物？

每丸重9g，口服，一次1丸，一日1～2次。

4. 服用本药时应注意什么？

阴虚、热盛者忌用。孕妇慎用。服药期间饮食宜选清淡之品。

 5. 服用本药后会有什么不良反应，如何处理？

若服药后出现口干、口舌生疮等"上火"的表现时，可适度减量。

预防措施

积极治疗糖尿病、肾病等全身性疾病，以及湿疹、足癣等皮肤疾病，避免过度搔抓，造成皮肤感染。

小贴士

人参养荣丸为温补类药物，有些患者会出现"虚不受补"、"上火"等现象，可与消导行气类、清热解毒类药物配合使用；同时外用化腐清创类药物及方法，促进皮损消退。

丹毒

风热毒蕴证

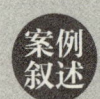
案例叙述

20岁男性，因"右侧颜面、眼睑、头皮红斑、肿胀、水疱伴发热3天"来皮肤科就诊。患者有耳湿疹病史，近日来湿疹发作，瘙痒明显，伴流水。反复搔抓加之眼镜腿摩擦后，局部出现大片红斑、水疱，伴发热恶寒，体温超过39℃，时有寒战，疼痛不明显。检查可见其右侧颜面、眼睑、头皮大片红斑、水疱，肿胀明显，眼裂减小。同时患者自诉口渴明显，喜冷饮，大便干结，舌红，苔薄黄，脉滑数。血常规检查白细胞总数、中性粒细胞总数及百分比明显升高。寻求诊断及治疗。

病情分析

本例患者因局部湿疹搔抓摩擦后起红斑水疱，伴有发热恶寒，诊断为颜面丹毒，中医称之为"抱头火丹"。皮损色红，可见水疱，伴有口渴明显，喜冷饮，大便干结，舌红，苔薄黄，脉滑数等，属风热毒蕴证，治散风清热解毒。

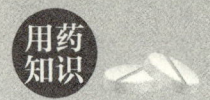
用药知识

1. 选择什么药物适合？

选用连翘败毒丸。本药由金银花、连翘、蒲公英、紫花地丁、大黄、栀子、黄芩、黄连、黄柏、苦参、白鲜皮、木通、防风、白芷、蝉蜕、荆芥穗、羌活、麻黄、薄荷、柴胡、天花粉、玄参、浙贝母、桔梗、赤芍、当归、甘草等组成，有清热解毒、消肿止痛的作用。

2. 适合什么样的丹毒患者使用？

适合丹毒风热毒蕴证，证见皮疹发于头面、耳项、臂膊等处，灼红，重则双目合缝，不能睁开。伴见口渴引饮，大便干结，舌红，苔薄黄，脉滑数。

3. 如何正确服用此药物？

口服。每100粒重6g，一次6g，一日2次。

4. 服用本药时应注意什么？

本品清热解毒作用强，阴虚火旺、脾胃虚寒者忌用；孕妇慎用；忌食辛辣、油腻、海鲜等食品；本药性寒，易伤正气，体弱年迈者慎服，即使体质壮实者，也当中病即止，不可过服、久服。

5. 服用本药后会有什么不良反应，如何处理？

如服药后出现恶心、胃部不适及腹泻等，可采取减量服药和餐后服药的方法，一般宜用温开水送服。

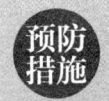

积极治疗湿疹等原发皮肤疾病，避免过度搔抓，造成皮肤感染；少食辛辣刺激性食物，如辣椒、浓茶、咖啡、酒类。

小贴士

本药含有大黄等苦寒、泻下药物，清热泻火力量大，非风热毒蕴实证不可服用；服药后可出现大便增多的现象，不可长期久服，更不可作为通便及减肥药物使用。

肝经郁火证

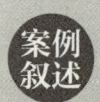
案例叙述 40岁女性，因"右侧胁肋部红斑水疱伴发热3天"来皮肤科就诊。患者局部有湿疹病史，近日来瘙痒明显，反复搔抓后，局部出现大片红斑，伴发热恶寒，体温超过39℃，时有寒战，疼痛不明显。其右侧胁肋部可见大片水肿性的红斑、水疱。并且患者自诉有口苦、大便干燥的症状。其舌红，苔薄黄，脉弦数。血常规检查白细胞总数、中性粒细胞总数及百分比明显升高。

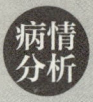
病情分析 本例患者局部搔抓后起红斑，伴有发热恶寒，诊断为丹毒。皮损色红，可见水疱，伴有口苦，大便干，舌红，苔薄黄，脉弦数等，属肝经郁火证。治以清肝利湿解热。

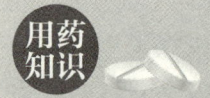
用药知识

1. 选择什么药物适合？

选用龙胆泻肝丸。本药由龙胆草、黄芩、栀子、车前子、泽泻、川木通、当归（酒炒）、地黄、柴胡、炙甘草等组成，有清肝胆、利湿热的功效。

2. 适合什么样的丹毒患者使用？

适合丹毒肝经郁火证，证见皮疹发于胸腹、腰背、胁肋、脐周等处，红肿，向四周扩展，伴有口苦、大便干、小便黄赤，舌红，苔薄黄，脉弦数等。

3. 如何正确服用此药物？

口服，一次3~6g，一日2次。

4. 服用本药时应注意什么？

本品清肝胆实火，若阴虚火旺、脾胃虚寒者忌用；方中含有活血、淡渗利湿之品，有碍胎气，孕妇慎用；服药期间饮食宜用清淡易消化之品，忌食辛辣油腻之品，以免助热生湿；本药苦寒，易伤正气，体弱年迈者慎服，即使体质壮实者，也当中病即止，不可过服、久服。

5. 服用本药后会有什么不良反应，如何处理？

如服药呕吐或胃肠不适者，可采用凉药热服法，一般宜用温开水送服。

积极治疗湿疹等皮肤疾病，避免过度搔抓，造成皮肤感染；少食辛辣刺激性食物，如辣椒、浓茶、咖啡、酒类；另外避免动怒、情绪波动等情志因素刺激。

小贴士

既往曾经有关木通引起肾损害的报道，国家已经将关木通更换为川木通，目前尚未检索到有关含川木通的龙胆泻肝丸的不良反应报道。

湿热毒蕴证

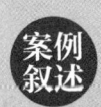

70岁男性，因"右侧小腿及足部红斑、水疱伴发热3天"来皮肤科就诊。有右足足癣病史多年，近日来足癣发作，瘙痒明显，反复搔抓后，右足及小腿出现大片红斑、水疱，伴发热恶寒，体温超过39℃，时有寒战，疼痛不明显。检查可见右足及小腿大片水肿性的红斑，红肿灼热，可见水疱，腹股沟淋巴结肿大。伴纳少，渴不欲饮，舌红，苔黄腻，脉滑数。血常规检查白细胞总数、中性粒细胞总数及百分比明显升高。

本例患者有足癣病史，局部搔抓后起红斑，红肿灼热，伴有发热恶寒，诊断为下肢丹毒，中医称之为"流火"。皮损色红，可见水疱，伴见纳少，渴不欲饮，舌红，苔黄腻，脉滑数，属湿热毒蕴证，治以清热利湿解毒。

1. 选择什么药物适合？

选用栀子金花丸，本药由栀子、黄连、黄芩、黄柏、金银花、知母、天花粉、大黄等组成。其具有清热利湿、凉血解毒的作用。

2. 适合什么样的丹毒患者使用？

适合丹毒湿热毒蕴证，证见皮疹常发于下肢腿股、足背等处，红肿灼热，向上蔓延，腹股沟淋巴结肿大，行走困难。伴见纳少，渴不欲饮，舌红，苔黄腻，脉滑数等。

3. 如何正确服用此药物？

口服，一次9g，一日1次。

4. 服用本药时应注意什么？

本品清肺胃实火，阴虚火旺者忌用；本品含较多苦寒药、攻下药及天花粉，孕妇慎用；服药期间饮食宜清淡，忌食辛辣刺激之品；本药苦寒易伤正气，体弱年迈者慎服，体壮者也应中病即止，不可过服、久服。

5. 服用本药后会有什么不良反应，如何处理？

如服药后出现胃部不适及腹泻等，可采取减量服药和餐后服药的方法，一般宜用温开水送服。

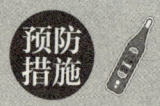
预防措施

积极治疗湿疹、足癣等皮肤疾病，避免过度搔抓，造成皮肤感染；少食辛辣刺激性食物，如辣椒、浓茶、咖啡、酒类；注意劳逸结合，避免过劳。

小贴士

本药含有大黄等苦寒、泻下药物，清热泻火力量大，非湿热毒蕴实证不可服用；服药后可出现大便增多的现象，不可长期久服，更不可作为通便及减肥药物使用。

毒热入营证

案例叙述 80岁男性,因"左侧小腿、足红斑水疱伴高热3天,神志不清半天"至急诊就诊。患者有足癣病史多年,近日来足癣发作,瘙痒明显,反复搔抓后,左足及小腿出现大片红斑、水疱,并出现高热寒战,体温超过39℃,半天来出现神志不清、躁动不安等症状。检查可见左足及小腿大片水肿性的红斑,鲜红肿胀,可见水疱、大疱,腹股沟淋巴结肿大。大便干,舌红,少苔,脉细数。血常规检查白细胞总数、中性粒细胞总数及百分比明显升高。

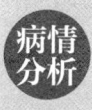
病情分析 患者有足癣病史,局部搔抓后起红斑,红肿灼热,伴有发热恶寒,诊断为丹毒;发热持续不退,大量消耗阴液,出现神志不清、躁动不安,舌红,少苔,脉细数,此为毒热侵入营血分的表现,证属毒热入营证,治以凉血解毒、清心开窍。

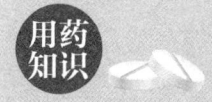

1. 选择什么药物适合?

选用安宫牛黄丸,本药由牛黄、水牛角、麝香、黄连、黄芩、栀子、雄黄、冰片、郁金、朱砂、珍珠等组成,有清热解毒、镇惊开窍的作用。

2. 适合什么样的丹毒患者使用?

适合丹毒毒热入营证,证见皮疹范围较大,伴有高热寒战,可见神昏谵语,躁动不安,恶心呕吐等,舌红,少苔,脉细数等。

3. 如何正确服用此药物?

每丸重3g,口服,一次1丸,一日1次,小儿3岁以内一次1/4丸,4~6岁一次1/2丸,一日1次;或遵医嘱。

4. 服用本药时应注意什么？

　　本品为热闭神昏所设，寒闭神昏不得使用；方中含有麝香，芳香走窜，有损胎气，孕妇忌服；服药期间饮食宜清淡，忌食辛辣油腻之品，以免助火生痰；本品含朱砂、雄黄，不宜过量久服，肝肾功能不全者慎用；在治疗过程中如出现肢寒畏冷，面色苍白，冷汗不止，脉微欲绝，由闭证变为脱证时，应立即停药。

 5. 服用本药后会有什么不良反应，如何处理？

　　有文献报道不当使用安宫牛黄丸致体温过低，因此应严格掌握本药的适应证，严格处方用药；并且中病即止，不可过服；另外本品含朱砂、雄黄，不宜过量久服，肝肾功能不全者慎用；即使病情需要，也要中病即止，防止出现不良反应。

 **预防措施**

　　积极治疗湿疹、足癣等皮肤疾病，避免过度搔抓，造成皮肤感染；若出现丹毒的皮肤感染现象，尤其是老年人，应及时就医，正规治疗，防止出现毒热入营的重症。

小贴士

　　本药为清热泻火解毒的重剂，所治之病证，亦是危急重症，故必须严格遵医嘱服药；非毒热入营之实证、重症不可服用；服药后若见效，当中病即止，不可过服；若不效，当及时就医，以免延误诊治。

手足癣

温热下注

案例叙述　24岁男性，因"双足起水疱、脱屑伴瘙痒1个月"来皮肤科就诊。患者双足底多发粟米大小水疱，疱壁较厚，部分水疱吸收干燥脱屑，自觉瘙痒。舌质红，舌苔黄腻，脉滑。

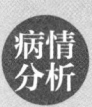
病情分析　本例患者诊断足癣，属中医"田螺疱"，俗称"脚气"。患者因久居湿地，湿热下注所致。舌质红，舌苔黄腻，脉滑，辨证属湿热下注证，故相对应本患者应选清热利湿的药物。

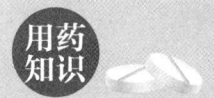
用药知识

选择什么药物适合？

本病一般不需要内服药，主要通过外用药治疗，可以苍肤水剂泡脚。方药组成：苍耳子、地肤子、土槿皮、大风子、蛇床子、苦参、百部各15g、枯矾6g。水3000ml，煮沸20分钟后待温浸泡。每次20～30分钟，1剂/天，1～2次/天。

预防措施

本病可通过接触传染，注意浴盆、拖鞋、毛巾等用具分开使用。

小贴士

注意保持足部清洁干燥。夏季宜穿透气性好的凉鞋或布鞋，不穿胶鞋。

寻常疣

湿毒血瘀

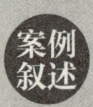
案例叙述

20岁男患者，因"右手背起疣状增生物1个月"来皮肤科就诊。患者右手背可见一绿豆大小疣状增生物，表面粗糙不平，如菜花状，无自觉症状。舌质淡红，舌苔白，脉滑。寻求诊断及治疗。

病情分析

本例患者诊断寻常疣并不困难，属中医"疣目"，俗称"瘊子"。患者气血失和，腠理不密，复感外邪，凝滞肌肤而成。舌质淡红，舌苔白，脉滑，辨证属湿毒血瘀证，故相对应本患者应选调和气血、活血解毒软坚的药物。

用药知识

选择什么药物适合？

本病一般不需要内服药，主要通过外用药治疗。鸦胆子仁捣烂如泥，外敷疣上，包扎，3～5日换一次。如果疣体较多，可用木贼草30g、香附30g，煎水泡洗患处。

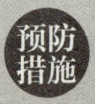
预防措施

本病为人乳头瘤病毒感染所致，避免搔抓，以防自身传染、扩散。

小贴士

如果疣体较多，中药泡洗时间会较长，坚持用药大部分可脱落。

扁平疣

风热蕴结证

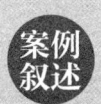
20岁女性，因"面部长了较多淡褐色的小疹子半年"，来皮肤科门诊就诊。患者自诉起初，疹子不多，略感瘙痒，经常搔抓和擦洗的地方也逐渐起疹，越来越多。检查可见其额头、双颊较多淡褐色、针头大小扁平丘疹。舌红苔白，脉弦数。

本例患者诊断为扁平疣，中医称之为"扁瘊"。患者外感风热毒邪，又经搔抓，以致面生扁瘊，略带瘙痒，舌红苔白，脉弦数，证属风热蕴结证，治以疏风清热解毒。

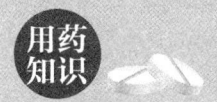

 1. 选择什么药物适合？

应该选用银翘解毒丸，本药由金银花、连翘、薄荷、荆芥、淡豆豉、牛蒡子(炒)、桔梗、淡竹叶、甘草等组成，有疏风解表、清热解毒的功效。

 2. 适合什么样的扁平疣患者使用？

适用于扁平疣风热蕴结证的患者，证见疣体突发，散在或密集，偶有微痒，舌红苔白，脉弦数。

 3. 如何正确服用此药物？

每丸重3g，用芦根汤或温开水送服，一次1丸，一日2～3次。

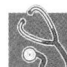 **4. 服用本药时应注意什么？**

本品疏风解表，清热解毒，风寒者不适用；孕妇慎用；服药期间忌服滋补性中药，忌烟、酒及辛辣、生冷、油腻食物。

5. 服用本药后会有什么不良反应，如何处理？

有文献报道本药的不良反应有心慌、胸闷、憋气、呼吸困难、大汗淋漓、面色苍白、眼前发黑、恶心呕吐等不良反应，若出现应立即停药，立刻就医。

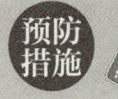

避免搔抓，以防病毒自身接种而致皮疹扩散。

小贴士

本药一定的抗病毒、抗炎作用，服药期间应注意多饮水，注意休息。

肝经郁热证

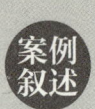

30岁女性，因"面部长了较多淡褐色的小疹子2年"，来皮肤科门诊就诊。患者自诉2年来，面部起疹，逐渐增多，轻微瘙痒。检查可见其额头、双颊较多针头大小扁平丘疹，呈浅褐色，舌红苔黄，脉弦数。患者平时口干口苦、心烦易怒，大便干结，月经量少。

本例患者诊断为扁平疣，中医称之为"扁瘊"。患者中青年女性，病史相对较长，长期心烦易怒，肝郁化火而耗伤阴血，血虚生风染毒而成扁瘊，故证属肝经郁热，治以疏肝清热解毒。

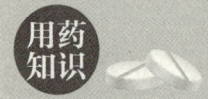

 1. 选择什么药物适合？

应该选用加味逍遥丸，本药由柴胡、栀子（姜炙）、牡丹皮、薄荷、白芍、当归、白术（麸炒）、茯苓、甘草等组成，有舒肝清热、健脾养血的作用。

 2. 适合什么样的扁平疣患者使用？

适用于扁平疣肝经郁热证的患者，证见疣体初发，数目较多，呈浅褐色或灰褐色，伴有微痒，口干心烦，大便干结，舌红，苔黄，脉弦数。

 3. 如何正确服用此药物？

每100粒重6g，口服。一次6g，一日2次。

 4. 服用本药时应注意什么？

本品用于肝郁血虚有热之证，脾胃虚寒、脘腹冷痛、大便溏薄者禁用；服药期间饮食宜用清淡易消化之品，忌食生冷油腻，以免伤脾生湿；服药期间注意调节情志，切忌气恼劳碌。

 5. 服用本药后会有什么不良反应，如何处理？

若服用本药后，出现胃部不适、腹泻等症状，可改服逍遥丸等。

避免搔抓，以防病毒自身接种而致皮疹扩散。

小贴士

本药有疏肝解郁作用，适于长期抑郁、情绪不舒、郁而化热的患者服用。

气血不和证

案例叙述 40岁女性,因"面部淡褐色的小疹子多年"来皮肤科门诊就诊。患者面部起疹,散在分布,轻微瘙痒。检查其额头、双颊散见针头大小扁平丘疹,呈淡黄色,舌淡红,苔薄白,脉细。患者平时食纳不佳,易腹泻、乏力,寻求诊断及治疗。

病情分析 本例患者诊断为扁平疣,中医称之为"扁瘊"。患者中年女性,病史长,疣体散见,食纳不佳,易腹泻、乏力,为气血不和证的表现,治以益气养血解毒。

用药知识

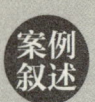 1. 选择什么药物适合?

应该选择归脾丸,本药由炙黄芪、龙眼肉、党参、白术(炒)、当归、茯苓、酸枣仁(炒)、远志(制)、木香、炙甘草组成,有益气健脾、养血安神的作用。

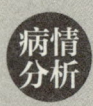 2. 适合什么样的扁平疣者使用?

适用于气血不和证的患者,证见疣体稀疏分布呈肤色,日久不退。食少大便溏,四肢困倦,舌淡红苔薄白,脉细。

 3. 如何正确服用此药物?

每8丸相当于原药材3g,口服,一次8~10丸,一日3次。

4. 服用本药时应注意什么?

本品为心脾两虚之证而设,若阴虚火旺者忌用。服药期间,宜食清淡易消化食品,忌食辛辣、生冷、油腻之品,以免加重病情。

各论 扁平疣

5. 服用本药后会有什么不良反应，如何处理？

本药为补益类药物，若服药后出现大便干燥、口舌生疮等"上火"的表现时，可酌情减量服用。

 预防措施

避免搔抓，以防病毒自身接种而致皮疹扩散。

小贴士

本药有补益心脾、气血的作用，尤其适于长期伏案劳作的青年学生、脑力劳动者服用，有一定的保健作用。

单纯疱疹

肺胃蕴热型

案例叙述　32岁女性，因"左侧口角起疹伴热痛4天"就诊。患者左侧口角处4天前开始有灼热紧张感，随即出现红斑，在红斑基础上迅速出现簇集的小水疱群，基底微红，水疱内容透明或混浊，部分擦破后有糜烂面，局部灼热刺痒感，伴有口干、口渴、烦躁、大便干。

病情分析　本例患者属于单纯疱疹。患者因内有蕴热，外感时毒，热毒互结，郁于肺胃，上蒸口周而发病。

用药知识

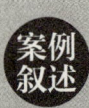 1. 选择什么药物适合？

选用牛黄解毒丸（片、胶囊），包括人工牛黄、石膏、黄芩、大黄、雄黄、冰片、桔梗、甘草。本品具有清热解毒的功效。

 2. 适合什么样的单纯疱疹患者使用？

多适合用于热病之后的单纯疱疹，常常可见轻微周身不适，口干、口渴，烦躁，局部灼热刺痒，在皮肤黏膜部位等处发生群集小疱，大便干燥，尿黄，舌质红。

3. 如何正确服用此药物？

丸剂：口服。一次1丸，一日2~3次。
片剂：口服。小片一次3片，大片一次2片，一日2~3次。
胶囊：一次3粒（0.3g）或2粒（0.4g），一日2~3次。

各论 单纯疱疹

4. 服用本药时应注意什么？

①阴虚火旺所致口疮、牙痛、喉痹者忌服；②本品含有毒泻下之品，孕妇忌用；③本品苦寒泄降，脾胃虚弱者慎用；④因方中含有雄黄，故不宜过量、久服。

5. 相似功效的中成药还可选择哪些？

还可选择黄连上清丸。

气阴两伤型

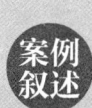
案例叙述　45岁女性，因"面、唇反复起水疱1年余，复发2天"就诊。患者近1年间断于面颊、唇周起水疱，略有痒痛，经治疗可愈，但时有复发，2天前因劳累病情反复，面颊、上唇部可见钱币大小淡红斑，其上水疱色淡，疱壁略松弛。伴乏力，面色㿠白，怕凉，胃口差，大便不成形。

病情分析　本例患者属于单纯疱疹。本患者病史久，反复发作，至机体气阴两伤，虚火上炎，故见乏力，面色㿠白，怕凉，皮疹痒痛不明显，舌质淡。

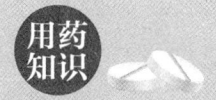
用药知识

1. 选择什么药物适合？

选用人参固本丸，包括人参、熟地黄、地黄、山茱萸（酒炙）、山药、麦冬、天冬、泽泻、牡丹皮、茯苓。其具有滋阴益气、固本培元的功效。

2. 适合什么样的单纯疱疹患者使用？

常见于病史久、反复发作患者。水疱色淡，痒痛症状不明显。伴有面色㿠白，少气懒言的患者，舌质淡。

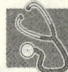 **3. 如何正确服用此药物？**

口服，一次1丸，一日2次。饭前服用。

 4. 服用本药时应注意什么？

①外感患者不宜服用；②忌辛辣刺激油腻食物。

 5. 相似功效的中成药还可选择哪些？

还可选择玉屏风颗粒。

 预防措施

- 局部注意保持清洁，防止继发感染。
- 忌食辛辣刺激及鱼腥油腻食物。
- 反复发作者注意体育锻炼，增强机体抵抗力。

小贴士

牛黄解毒丸还用于肺胃热盛的口腔炎、口腔溃疡、急性牙周炎、牙龈炎及急性咽炎等。

人参固本丸还可用于气阴不足的慢性支气管炎、慢性肾炎、白细胞减少症等。

带状疱疹

肝经郁热证

案例叙述 40岁男患者，因"右胸背部起皮疹伴疼痛4天"来皮肤科就诊。在其右侧胸背都有红色粟米至绿豆粒大小水疱，周边红晕，带状分布。同时自诉有口苦，大便干燥的症状。检查其舌质红色，舌苔黄腻，脉象弦滑。寻求诊断及治疗。

病情分析 本例患者诊断带状疱疹并不困难，中医称为"蛇串疮"。患者皮损色红，疼痛明显，同时有口苦，大便干，舌红苔黄腻，属肝经湿热之证，故本患者应选用清利湿热、解毒止痛功效的药物。

用药知识

1. 选择什么药物适合？

选用龙胆泻肝丸，在金元时期，中医"脾胃学说"创始人李东垣，在其所撰的《兰室秘藏》中曾使用本方，本方包括龙胆草、柴胡、泽泻、车前子、生地黄等药味，有清肝胆、利湿热的功效。

2. 适合什么样的带状疱疹患者使用？

带状疱疹急性期伴有口臭，或口苦，或胸肋胀痛，或头晕，或眼结膜充血的肝胆湿热患者，尤以耳、外阴及胸肋部位的急性带状疱疹疗效为佳。

3. 如何正确服用此药物？

常见有水丸，口服一次3～6g，一日2次。大蜜丸，口服一次1～2丸，一日2次。颗粒剂温开水送服，一次1～2袋，一日2次。口服液口服，一次10ml，一日3次。

4. 服用本药时应注意什么?

①本品清肝胆实火，若阴虚火旺、脾胃虚寒者忌用；②方中含有活血、淡渗利湿之品，有碍胎气，孕妇慎用；③服药期间饮食宜用清淡易消化之品，忌食辛辣油腻之品，以免助热生湿；④本药苦寒，易伤正气，体弱年迈者慎服，即使体质壮实者，也当中病即止，不可过服、久服。

 5. 服用本药后会有什么不良反应，如何处理?

如服药呕吐或胃肠不适者，可采用凉药热服法，一般宜用温开水送服。

避免自身如生活习惯、饮食、嗜好、思想情绪等可能的诱发因素。避免各种外界刺激，如热水烫洗、过度搔抓、清洗等。避免刺激性食物，如辣椒、海鲜、牛羊肉、浓茶、咖啡、酒类。

小贴士

既往曾经有关木通引起肾损害的报道，国家已经将关木通更换为川木通，目前尚未检索到有关含川木通的龙胆泻肝丸的不良反应报道。

脾虚湿蕴证

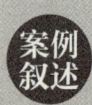 女性，55岁，因"右腰背部起皮疹伴疼痛3天"来皮肤科就诊。在其右侧腰背都有红色粟米至绿豆粒大小水疱，周边红晕，带状分布。同时伴有倦怠乏力，大便不成形，舌淡红，苔白，舌体胖大，脉弦缓。

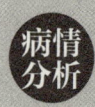 本例患者属于带状疱疹急性期，中老年女性因脾胃功能减退，运化不利，可见到倦怠乏力，大便不成形。湿浊内聚，湿阻气机，气机不畅，肌肤失于濡养，"不通则痛"，则皮疹疼痛，出现水疱。而舌色淡红，苔白，舌体胖大，脉弦缓，正是脾虚湿蕴的特点。

各论 带状疱疹

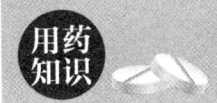

1. 选择什么药物适合?

选用参苓白术丸，本方药源于宋代的《太平惠民和剂局方》，主要由人参、白术（炒）、茯苓、山药、薏苡仁（炒）等组成，有健脾益气化湿的功效。

2. 适合什么样的带状疱疹患者使用?

带状疱疹急性期，除皮损症状外，伴有形体消瘦、面色萎黄、四肢乏力、大便伴有不消化食物，服用本品效果为佳。

3. 如何正确服用此药物?

丸剂口服，一次6g，一日3次。服本药方时宜饭前服用或进食同服。

4. 服用本药时应注意什么?

①湿热内蕴所致泄泻、厌食、水肿及痰火咳嗽者忌用；②服药期间忌食荤腥油腻、不易消化食品；③本品含有薏苡仁，孕妇慎用；④服本药时不宜同时服用藜芦、五灵脂、皂荚或其制剂。

5. 相似功效的中成药还可选择哪些?

还可选择启脾丸，更适合儿童使用。

避免各种外界刺激，如热水烫洗、暴力搔抓、过度洗拭等。避免有刺激的食物，如鱼、虾、辣椒、海鲜、浓茶、咖啡、酒类等。

小贴士

本方还可用于脾虚湿蕴导致的湿疹、腹泻、厌食、水肿及咳嗽者。

气滞血瘀：带状疱疹后遗神经痛

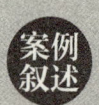
案例叙述

中年女性，因"右胸背部起皮疹伴疼痛3个月余"来皮肤科就诊。诉3个月前在其右侧胸背有红色粟米至绿豆粒大小水疱，周边红晕，带状分布，经治疗皮疹消退，局部留有色素沉着，但右胸背部仍疼痛剧烈，夜间痛甚，舌质暗，苔白，脉弦细。

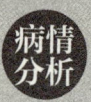
病情分析

本例患者符合带状疱疹后遗神经痛，其病程日久，右侧胸背疼痛，夜间痛甚，是患者久病气机不畅，气滞血瘀，局部失于濡养，"不通则痛"，又舌质暗，苔白，脉弦细，中医辨证属气滞血瘀，治宜活血化瘀、行气止痛、消解余毒。

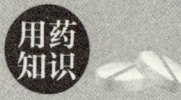
用药知识

1. 选择什么药物适合？

选用血府逐瘀口服液（胶囊），本方来源于清代名医王清任著作《医林改错》，该组方的药物有桃仁（炒）、红花、地黄、川芎、赤芍、当归、牛膝、柴胡、桔梗、枳壳（麸炒）、甘草，具有活血祛瘀、行气止痛的功效。

2. 适合什么样的带状疱疹患者使用？

带状疱疹后遗神经痛患者。

3. 正确服用此药物的方法？

口服液：口服。一次10ml，一日3次；或遵医嘱。
胶囊剂：口服。一次6粒，一日2次。

各论 带状疱疹

 4. 服用本药时应注意什么?

忌烟酒、辛辣、油腻及腥发食物。

 5. 相似功效的中成药还可选择哪些?

还可选用大黄䗪虫胶囊。

 **预防措施**

尽早治疗可以减少发作。

小贴士

本方还可用于血虚风燥的痤疮及便秘患者。

水痘

风热夹湿证

案例叙述 4岁儿童，因为"发热2天，起皮疹1天"至皮肤科门诊就诊。发热38.5℃，躯干、四肢、头面较多绿豆大小水疱，同时伴有瘙痒、头痛、咽痛、咳嗽等症状。查体：躯干、四肢及头面部散见绿豆大小丘疹、丘疱疹、水疱。舌红，苔薄黄，脉浮数。

病情分析 患者儿童，发热1天起疹，诊断为水痘。患者起病突然，同时伴有瘙痒、头痛、咽痛、咳嗽等症，舌红，苔薄黄，脉浮数，证属风热夹湿证，治以疏风清热利湿。

用药知识

1. 选择什么药物适合？

应该选用银翘解毒丸，本药由金银花、连翘、薄荷、荆芥、淡豆豉、牛蒡子(炒)、桔梗、淡竹叶、甘草等组成，有疏风解表、清热解毒的功效。

2. 适合什么样的水痘患者使用？

本药适合水痘风热夹湿证的患者服用，证见发病初期，红色斑丘疹和水疱同见，散在向心性分布，疱液清，伴有瘙痒、发热、头痛、咽痛、咳嗽，舌红苔薄黄，脉浮数等。

3. 如何正确服用此药物？

每丸重3g，用芦根汤或温开水送服，一次1丸，一日2～3次。

4. 服用本药时应注意什么?

本品疏风解表，清热解毒，风寒者不适用；孕妇慎用；服药期间忌服滋补性中药，忌烟、酒及辛辣、生冷、油腻食物。

5. 服用本药后会有什么不良反应，如何处理?

有文献报道本药的不良反应有心慌、胸闷、憋气、呼吸困难、大汗淋漓、面色苍白、眼前发黑、恶心呕吐等不良反应，若出现应立即停药，立刻就医。

冬春水痘流行季节少带小儿到公共场所活动。保持室内空气流通，注意避风寒；幼儿园、学校发现患儿立即隔离治疗，直至全部水疱结痂；治疗期间保持皮肤衣服清洁，给予易消化及营养丰富的饮食，忌吃辛热煎炒食物。可用甘蔗、马蹄、红萝卜煎水代茶饮。

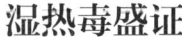

本药有一定的抗病毒、抗炎的作用，服药期间应注意多饮水，注意休息。

湿热毒盛证

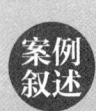

20岁男性，因"发热3天，起皮疹2天"至皮肤科门诊就诊。发热39℃，四肢、头面较多绿豆大小水疱，部分化脓，同时伴有瘙痒、头痛、咽痛、咳嗽、面赤唇红，心烦不宁，尿黄、大便干结等症状。查体：躯干、四肢及头面部大量绿豆大小丘疹、水疱及脓疱、舌红，苔黄，脉滑数。

患者发热1天起疹，皮疹丘疹、水疱多发、共存，诊断为水痘。患者起病突然，皮疹多，色鲜红，有水疱，甚至脓疱，同时伴有瘙痒、头痛、咽痛、咳嗽等症，舌红，苔薄黄，脉浮数。证属湿热毒盛证，治以清热利湿解毒。

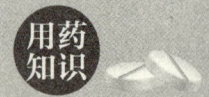

1. 选择什么药物适合?

应该服用牛黄解毒丸,本药由人工牛黄、石膏、黄芩、大黄、雄黄、冰片、桔梗、甘草组成,有清热解毒的功效。

2. 适合什么样的水痘患者使用?

适合于水痘湿热毒盛证患者服用,证见水疱多而大,基底鲜红,疱液混浊或形成脓疱、脓痂,伴发热、面赤唇红,心烦不宁,尿黄、大便干结,舌红苔黄,脉滑数。

3. 如何正确服用此药物?

每丸重3g,口服。一次1丸,一日2～3次。

4. 服用本药时应注意什么?

阴虚火旺证患者忌服;本品含有毒泻下之品,孕妇忌用;本品苦寒泄降,脾胃虚弱者慎用;因方中含有雄黄,故不宜过量、久服。

5. 服用本药后会有什么不良反应,如何处理?

近年来,服用牛黄解毒片引起的不良反应涉及神经、循环、泌尿、消化、呼吸、血液等系统,呈现出皮肤药疹、过敏休克、肝脏损害、砷中毒等症状。应严格掌握适应证,不得长期及过量服药;若出现不良反应,应立即停药、就医。

冬春水痘流行季节少带小儿到公共场所活动。保持室内空气流通,注意避风寒;幼儿园、学校发现患儿立即隔离治疗,直至全部水疱结痂;治疗期间保持皮肤衣服

清洁，给予易消化及营养丰富的饮食，忌吃辛热煎炒食物。可用甘蔗、马蹄、红萝卜煎水代茶饮。另外，成人水痘易出现湿热毒盛的重症，应予以重视，积极治疗，注意休息。

小贴士

　　本药有抗炎、解热、镇痛等作用，为很多家庭常备的、传统的"去火药"。但本药含有雄黄等成分，加之很多百姓有"滥用"情况，如一些长期便秘的老年人用此药通便，并长期服用等，故不良反应时有报道，应严格掌握适应证，不可久服及过量服药。

黄褐斑

肝郁气滞证

案例叙述 37岁女性，因"面部色斑半年"就诊。患者双颧部，鼻背可见黄褐色斑片，边界清楚，形若蝴蝶，烦躁易怒，月经不调，经前乳房胀痛。

病情分析 本例患者属于黄褐斑。患者长期情志不舒，肝气失于调达，疏泄不畅，气血运行不畅而生斑。

用药知识

1. 选择什么药物适合？

选用逍遥丸（散），本药方源于宋代《太平惠民和剂局方》中的逍遥散。主要成分包括柴胡、当归、白芍、白术（炒）、茯苓、炙甘草、薄荷。功具疏肝解郁，健脾理血。

2. 适合什么样的黄褐斑患者使用？

多有情绪郁闷或容易烦躁焦虑，可伴有胸胁胀痛、头晕、目眩、食欲减退、月经不调等症状的黄褐斑患者。

3. 如何正确服用此药物？

水丸：口服。一次6～9g，一日1～2次。大蜜丸：口服。一次1丸，一日2次。颗粒剂：开水冲服，一次1袋，一日2～3次；或遵医嘱。

4. 服用本药时应注意什么？

①凡肝肾阴虚所致的胁肋胀痛，咽干口燥，舌红少津者慎用；②忌辛辣生冷食物，饮食宜清淡。

各论 黄褐斑

 5. 相似功效的中成药还可选择哪些?

还可选择加味逍遥丸或健脾疏肝丸。

肾阴亏虚证

 案例叙述　52岁女性,因"面颊褐色斑8年余"就诊。患者两颧,前额可见淡黑褐色斑片,边界清晰,伴有失眠,手足心热,偶有耳鸣。

 **病情分析**　本例患者属于黄褐斑。患者多因过劳或久病消耗,致肾水亏耗,阴血不能荣养于面部,面部气血经络瘀滞,而见到褐色斑片。

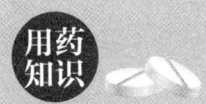 **用药知识**

 1. 选择什么药物适合?

选用六味地黄丸,本药方出于北宋时期的《小儿药证直诀》。主要成分包括熟地黄、山茱萸、山药、泽泻、茯苓、牡丹皮。本药方具有滋阴补肾的功效。

 2. 适合什么样的黄褐斑患者使用?

患者斑色深暗,常伴有月经量少,月经先期,手足心热,烦躁不易入睡,目涩便干,舌质红。

 3. 如何正确服用此药物?

丸剂:口服。水蜜丸一次6g。小蜜丸一次9g。大蜜丸一次1丸,一日2次。

4. 服用本药时应注意什么?

① 本品为阴虚证而设,体实及阳虚者忌服;② 感冒者慎用,以免表邪不解;③ 本品药性滋腻,有碍消化,凡脾虚、气滞、食少纳呆者慎服;④ 服药期间饮食宜选清淡易消化之品,忌食辛辣、油腻之品。

5. 相似功效的中成药还可选择哪些？

还可选择二至丸或知柏地黄丸。

肾阳不足证

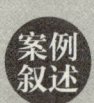 36岁女性，因"颜面褐斑3年"就诊。患者3年前产后约1年开始面部起褐斑，逐渐增多，分布于双颊及太阳穴，颜色暗黑无泽。平素手足不温，月经期时感腰膝酸冷，月经量少色暗，怕冷，胃口不佳，大便不成形。

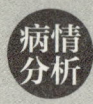 本例患者属于黄褐斑。患者体内肾阳不足时，导致了阴寒过剩，脏腑得不到温煦，使气血生化不足，且运行无力，滞涩不畅，出现瘀滞而成黑斑。

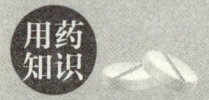

 1. 选择什么药物适合？

选用金匮肾气丸，本药方出于北宋时期的《小儿药证直诀》。主要成分包括熟地黄、山药、山茱萸、茯苓、牡丹皮、泽泻、桂枝、附子。其具有温补肾阳的功效。

 2. 适合什么样的黄褐斑患者使用？

患者斑色黑褐或灰暗，常伴有月经血色暗黑，小腹冷痛，腰脊酸痛，怕冷，手足发凉，夜尿频。

 3. 如何正确服用此药物？

口服。一次1丸，一日2次。

 4. 服用本药时应注意什么？

①本品为阴阳两虚消渴所设，若肺热津伤，胃热炽盛，阴虚内热消渴者忌用；

②本品含附子有毒，不可过服、久服，孕妇慎用；③服药期间忌食生冷油腻。

 5. 相似功效的中成药还可选择哪些？

还可选择右归丸。

◉ 不滥用化妆品，面部外涂药物应遵医嘱。

◉ 认真检查原发病灶，对继发于慢性肝病、甲亢、结核、胃肠道息肉等疾病者，应积极治疗原发病。

◉ 调畅情志，保持心情愉悦，减少精神压力。

◉ 防止暴晒，夏季外出遮阳或使用避光剂。

小贴士

　　逍遥丸还可用于肝胆病、妇女更年期综合征、梅核气、乳腺增生、慢性附件炎及痛经等病症属肝郁脾虚证候者。

　　六味地黄丸还可用于肾阴亏损型的复发性口疮、糖尿病、支气管哮喘及遗尿等。

　　金匮肾气丸还可用于肾阳不足的腰痛、咳喘、水肿等病患。

白癜风

气血不和证

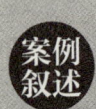
案例叙述

26岁女性,因"上唇右侧及前额出现白斑3个月余"就诊。患者右侧口角及上唇见甲盖大小白色斑片,边界欠清楚。前额右侧有一相同大小淡白色斑片。伴有月经量少,自觉疲倦乏力。

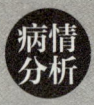
病情分析

本例患者属于白癜风。患者多数由于情志不遂,导致机体气机逆乱,气血失和,皮毛失其所养而发病。

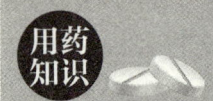
用药知识

1. 选择什么药物适合?

选用白灵片,主要成分包括当归、赤芍、牡丹皮、三七、桃仁、红花、防风、白芷、苍术、黄芪、马齿苋。功具调和气血,祛风通络。

2. 适合什么样的白癜风患者使用?

患者病程多较短,疾病处于进展阶段,皮损色浅白,边缘欠清,形态不一,大小不定,单发或多发,无定处,有发展趋势。

3. 如何正确服用此药物?

口服,一次4片,一日3次。

4. 服用本药时应注意什么?

①阴血亏虚者慎用;②孕妇禁用;③妇女月经期经量多者,在经期停服;④本病病程经过缓慢,治疗时间应在3个月以上。

5. 相似功效的中成药还可选择哪些？

还可选择白癜风胶囊或白驳丸。

肝肾不足证

案例叙述　48岁男性，因"面部白斑6年，复发1个月"就诊。患者前额部淡白色卵圆形色素脱失斑，边界清，边缘色素沉着。

病情分析　本例患者属于白癜风。此患者属于复发病例，患病日久，虽经治已愈，但由于近期睡眠欠佳，病情有反复趋势，由于久病失养，损精伤血，伤及肝肾，以致经血不能化生，皮毛失于濡养而发病。

用药知识

1. 选择什么药物适合？

选用白蚀丸，本药方包括补骨脂、何首乌、灵芝、蒺藜、紫草、丹参、降香、红花、牡丹皮、黄药子、苍术、龙胆草、海螵蛸、甘草。其具有补益肝肾、活血祛瘀、养血祛风功效。

2. 适合什么样的白癜风患者使用？

发病时间较长，可伴有家族史，白斑局限一处，静止而不扩展，色纯白，境界清楚而周围肤色深，斑内毛发可变白。可伴有头昏、耳鸣、腰膝酸软。

3. 如何正确服用此药物？

口服，一次2.5g，一日3次。10岁以下小儿服量减半。

4. 服用本药时应注意什么？

①医师指导下使用，严格掌握适应证和禁忌证；②使用过程中，严格控制剂量

和疗程，避免超剂量、长期服用；同时，在治疗过程中注意肝功能监测；③儿童、老年人及哺乳期妇女慎用；④孕妇、肝功能不全患者禁用。

 5. 相似功效的中成药还可选择哪些?

还可选择滋补肝肾丸。

- 减少及避免环境污染对人体的危害。
- 纠正偏食，养成良好的饮食习惯，做到合理膳食与营养均衡。
- 加强自身修养，保持乐观情绪。

小贴士

白灵片多用于精神忧郁或心烦急躁、健忘、失眠的早期及进行期白癜风。

白蚀丸本品含黄药子，应严格控制疗程及定期检查肝肾功能。

痤疮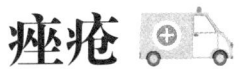

热盛型

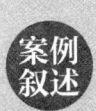
案例叙述　患者男性，20岁，主因"面部红色丘疹2年"就诊。患者自幼体壮，从18岁开始，面部出现红丘疹及黑头粉刺，近1年，红色丘疹、脓疱此起彼伏，有所加重，素日喜多食，好运动，大便干结，数日一行，口臭。

病情分析　本例患者属于痤疮。患者正处于生机旺盛时期，火热偏盛，热性炎上，壅于颜面而致本病。

用药知识

1. 选择什么药物适合？

选用栀子金花丸，本方为唐代《外台秘要》中黄连解毒汤的加味，主要成分包括栀子、黄连、黄芩、黄柏、金银花、知母、天花粉、大黄。功具清热泻火，凉血解毒。

2. 适合什么样的痤疮患者使用？

青年，属实证热证，皮疹色鲜红，以丘疹、脓疱为主，或有痒痛，尤以额头、鼻部周围为重，皮脂溢出明显，大便干燥，舌质红。

3. 如何正确服用此药物？

口服，一次9g，一日1次。

4. 服用本药时应注意什么？

①本品清肺胃实火，阴虚火旺者忌用；②本品含较多苦寒药及攻下药，孕妇慎用；③服药期间饮食宜清淡，忌食辛辣刺激之品；④本药苦寒易伤正气，体弱年迈者慎服，体壮者也应中病即止，不可过服、久服。

5. 相似功效的中成药还可选择哪些?

还可选择金花消痤丸。

湿热型

案例叙述 26岁男性,因"面部反复起疹1年"就诊。患者前额、面颊、口周、后背可见多数绿豆大小的红色丘疹、结节、有炎症红晕,密集成片分布,平素喜欢吃油炸及辛辣食物,口苦,大便黏滞。

病情分析 本例患者属于痤疮。患者青年,火热旺盛,又有饮食不节,运化不利,脾胃生湿,湿热相合,上灼于面而发本病。

用药知识

 1. 选择什么药物适合?

选用当归苦参丸,出自明代嘉靖、万历年间,后由同仁堂开发研制成丸剂,本药方包括当归、苦参。其具有燥湿清热、活血化瘀的功效。

 2. 适合什么样的痤疮患者使用?

患者皮疹红肿疼痛,或有脓疱,伴口臭,大便干燥,小便黄,舌质红苔黄腻。

 3. 如何正确服用此药物?

口服,一次1丸,一日2次。

 4. 服用本药时应注意什么?

①脾胃虚寒者慎用;②孕妇慎用;③忌食辛辣、油腻、海鲜食品。

各论 痤疮

5. 相似功效的中成药还可选择哪些?

还可选择消痤丸。

痰瘀型

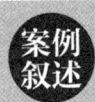案例叙述 33岁男性,因"面部起疹6年余"就诊。患者面部、胸背可见红色、暗红色丘疹、脓疱、结节、囊肿伴有瘢痕。毛孔粗大,油脂分泌较多。

病情分析 本例患者属于痤疮。患者病程时间长,体内血热日久变生瘀滞及痰湿,经络瘀阻所致面部皮疹。

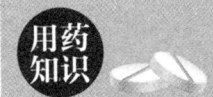用药知识

1. 选择什么药物适合?

选用皮肤病血毒丸,此方出自近代名医施今墨的经验方,其中包括金银花、连翘、土贝母、土茯苓、当归等多种药味,其特点是在祛痰化瘀散结基础上,兼有清热解毒的功效。

2. 适合什么样的痤疮患者使用?

本型皮损以结节、囊肿为主,可伴有粉刺、丘疹、脓疱、窦道及瘢痕等多形损害,伴有舌色暗红。

3. 如何正确服用此药物?

口服,一次20粒,一日2次。

4. 服用本药时应注意什么?

①风寒证或肺脾气虚证荨麻疹不宜使用;②孕妇禁服;③月经期或哺乳期慎用。

④忌食鱼、虾、油腻食品；忌酒、辛辣刺激食物。

5. 相似功效的中成药还可选择哪些？

还可选择大黄䗪虫丸。

- 注意面部清洁，经常用温水洗面。
- 忌食辛辣、油腻油炸、高糖分等食物；多食新鲜蔬菜、水果。保持大便通畅。
- 不滥用化妆品。
- 禁止用手挤压粉刺，以免感染、遗留瘢痕。

小贴士

栀子金花丸还用于肺胃热盛的口疮、急性牙龈（周）炎及咽炎。

当归苦参丸还可用于湿热瘀阻所致的酒渣鼻。

皮肤病血毒丸还可用于血热风盛、湿毒瘀结所致的荨麻疹、湿疹及酒渣鼻等。

酒渣鼻

肺胃积热型

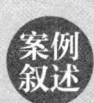
案例叙述 36岁女性，因"颜面发红、反复起疹近4年"就诊。4年前鼻尖及鼻两侧出现潮红，逐渐发展扩大延至两颊、前额，起红色米粒大之丘疹，鼻尖部有红丝，自觉微痒，平时大便经常干燥。

病情分析 本例患者属于酒渣鼻。患者青年，多因肺胃积热，复感风热之邪，血瘀凝结而致。

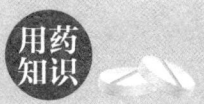
用药知识

1. 选择什么药物适合？

选用栀子金花丸，包括栀子、黄连、黄芩、黄柏、金银花、知母、天花粉、大黄。其具有清热泻火、凉血解毒的功效。

2. 适合什么样的酒渣鼻患者使用？

在红斑的基础上成批出现痤疮样丘疹、脓疱，伴毛细血管更为扩张，伴口臭、口干、大便干、小便黄。

3. 如何正确服用此药物？

口服，一次9g，一日1次。

4. 服用本药时应注意什么？

①本品清肺胃实火，阴虚火旺者忌用；②本品含较多苦寒药及攻下药，孕妇慎用；③服药期间饮食宜清淡，忌食辛辣刺激之品；④本药苦寒易伤正气，体弱年迈者慎服，体壮者也应中病即止，不可过服、久服。

5. 相似功效的中成药还可选择哪些？

还可选择金花消痤丸。

痰瘀凝结型

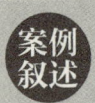
45岁男性，因"鼻部结节10年余"就诊。患者鼻部结节、鼻赘及红斑基础上的丘疹，病程长。

本例患者属于酒渣鼻。患者中年，病程日久，久必成瘀，经络瘀阻而成，多见于酒渣鼻鼻赘期。

 1. 选择什么药物适合？

选用大黄䗪虫丸，为张仲景在《金匮要略》中所录之古方。本药方包括熟大黄、土鳖虫（炒）、水蛭（制）、虻虫（去翅足，炒）、蛴螬（炒）、干漆（煅）、桃仁、苦杏仁（炒）、黄芩、地黄、白芍、甘草。其具有活血破瘀、通经消癥的功效。

 2. 适合什么样的酒渣鼻患者使用？

病期长久，鼻尖部结缔组织增殖，皮脂腺异常增大，致使鼻头部增大，形成大小不等的结节状隆起，皮脂腺口大。

 3. 如何正确服用此药物？

口服，一次1丸，一日1～2次。

4. 服用本药时应注意什么？

①本品为瘀血干结、阴血不足所致经闭癥瘕所设，若属气虚血瘀者不宜；②本品含有破血逐瘀之品，孕妇禁用；③本药破血攻伐之力较强，易耗伤正气，体弱年迈者慎用；体质壮实者也当中病即止，不可过用、久用；④服药期间忌食寒凉之品；

⑤患有感冒时停用。

5. 相似功效的中成药还可选择哪些?

还可选择皮肤病血毒丸。

⊕ 注意生活、饮食、起居要规律。

⊕ 多吃蔬菜、水果,以及瘦肉、鲜鱼、牛奶、豆制品。忌食辛辣食物。不饮酒、咖啡,少饮浓茶。少食甜食及油腻煎炸食品。

⊕ 保持大便通畅。

⊕ 温水洗脸,避免过冷、过热的刺激。避免长时间日光照射。

小贴士

栀子金花丸 还用于肺胃热盛的口疮、急性牙龈(周)炎及咽炎。

大黄䗪虫丸还可用于瘀血内停所致的闭经。

斑秃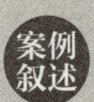

肝肾不足，血虚风燥

案例叙述 20岁女性，因"突发脱发7天"来皮肤科就诊。查体头部有一核桃大小脱发，脱发区皮肤正常。同时自诉头眩耳鸣，腰酸背痛。检查舌质淡红，舌苔白，脉象沉。

病情分析 本例患者诊断斑秃并不困难，属中医"鬼剃头"。头眩耳鸣，腰酸背痛，舌质淡红，舌苔白，脉象沉细，属于肝肾不足，故相对应本患者应选滋补肝肾、养血祛风的药物。

用药知识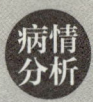

1. 选择什么药物适合？

选用七宝美髯丸（颗粒、口服液），此方由制何首乌、枸杞子（酒蒸）、菟丝子（炒）、补骨脂（黑芝麻炒）、当归、牛膝（酒蒸）、茯苓组成，有滋补肝肾之功效。

2. 适合什么样的斑秃患者使用？

斑秃患者伴有须发早白，遗精早泄，头眩耳鸣，腰酸背痛等肝肾不足者为佳。

3. 如何正确服用此药物？

丸剂：淡盐汤或温开水送服，一次1丸，一日2次。
颗粒剂：开水冲服，一次8g，一日2次。
口服液：口服，一次10ml。一日2次。

4. 服用本药时应注意什么？

①本品具有滋腻之性，脾胃虚弱者慎用；②感冒者慎用，以免表邪不解；③方中含有牛膝，孕妇慎用；④服药期间饮食宜予清淡易消化，忌食辛辣油腻之物，以

免助湿生热。

5. 服用本药后会有什么不良反应，如何处理？

如服药呕吐或胃肠不适者，一般宜饭后用温开水送服。

6. 相似功效的中成药还可选择哪些？

可以选用养血生发胶囊、六味地黄丸等。

解除精神顾虑，坚定治愈信心。

小贴士

斑秃有自愈倾向，勿焦虑；需作息规律，早睡早起，勿熬夜。

多汗症

湿热蕴阻证

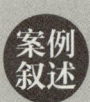

30岁男性，因"出汗多一年多"来皮肤科就诊。患者身形比较胖，皮肤潮湿多汗，口淡乏味而黏，食后腹胀，时有腹泻，舌淡胖，苔薄黄，脉沉缓。

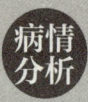

本例患者诊断为多汗症，中医称之为汗证，患者皮肤潮湿多汗，口淡乏味而黏，食后腹胀，时有腹泻，舌淡胖，苔薄黄，脉沉缓，证属湿热蕴阻证，治以健脾、祛湿、止汗。

1. 选择什么药物适合？

应当选用参苓白术散，本药由人参、白术（炒）、茯苓、山药、莲子、白扁豆（炒）、薏苡仁（炒）、砂仁、桔梗、甘草组成，有补脾胃、益肺气的功效。

2. 适合什么样的多汗症患者使用？

本药适用于多汗症湿热蕴阻证的患者，证见皮肤潮湿多汗，口淡乏味而黏，四肢沉重或有关节疼痛，或见有腹胀饱满，小便短少，大便不干，女子带下黏稠，舌淡胖，苔薄黄，脉弦滑或沉缓。

3. 如何正确服用此药物？

散剂：口服，一次6～9g，一日2～3次。

4. 服用本药时应注意什么？

本药宜饭前服用为佳；服药期间忌食荤腥油腻及不易消化食品；本品含有薏苡

仁，孕妇慎用；忌恼怒、忧郁、劳累过度，保持心情舒畅。

 5. 服用本药后会有什么不良反应，如何处理？

本药有止泻作用，服药后可能出现大便干少等现象，可适度减量服药。

饮食应节制，忌食辛辣、饮酒及凉、甜等食物；保持心情愉快，避免情绪激动，注意劳逸结合；足部多汗者，应及时清洗，勤换鞋袜，注意鞋袜的通风透气。

小贴士

本药补脾胃，益肺气，不仅可以治疗多汗症，也可治疗由于脾肺虚导致的腹泻、咳嗽等。

表卫不固证

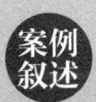

40岁女性，因"出汗多年"来皮肤科就诊。身形肥胖，皮肤白皙，一动就出汗，而且精神状态很差，乏力困倦，平时抵抗力也差，三天两头感冒。舌淡，脉虚弱。寻求诊断及治疗。

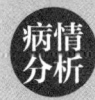

这名患者诊断为多汗症，中医诊断为汗证，患者肥胖、汗多，抵抗力差，舌淡，脉虚弱，证属表卫不固证，治以益卫固表止汗。

1. 选择什么药物适合？

应该选用玉屏风胶囊，本药由黄芪、白术（炒）、防风组成，有益气、固表、止汗的功效。

2. 适合什么样的多汗症患者使用？

适合多汗症证表卫不固证的患者，症见自汗、恶风、气短、乏力、舌淡、脉虚弱。

3. 如何正确服用此药物？

一次2粒，一日3次。

4. 服用本药时应注意什么？

热病汗出忌用；阴虚盗汗应慎用；服药期间饮食宜选清淡之品。

5. 服用本药后会有什么不良反应，如何处理？

本药有健脾益气的功效，若服药后出现"上火"、大便干等反应，可适度减量服用。

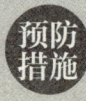
预防措施

避风寒，及时增减衣物；足部多汗者，应及时清洗，勤换鞋袜，注意鞋袜的通风透气。

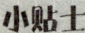
小贴士

　　本药有益气固表的功效，不仅可用于多汗症，还有一定提高免疫力的作用，可以用来预防感冒。

各论 银屑病

银屑病

银屑病进行期：血热证

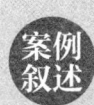
案例叙述　20岁男患者，因"全身起红斑、脱屑伴瘙痒4天"来皮肤科就诊。躯干、四肢见泛发性绿豆至指甲盖大小红色浸润性斑块，上覆银白色鳞屑。自诉有咽痛，大便干、小便黄的症状。检查其舌质红，舌苔薄黄，脉弦滑。

病情分析　本例患者诊断银屑病，中医称为"白疕"。患者皮损色红，同时有咽痛、大便干、小便黄、舌质红，舌苔薄黄，脉弦滑属血热证，故本患者应选用凉血解毒功效的药物。

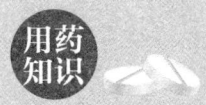
用药知识

1. 选择什么药物适合？

选用复方青黛胶囊，本方由青黛、紫草、土茯苓、萆薢、蒲公英、马齿苋、贯众、丹参、白鲜皮、白芷、乌梅、五味子（酒）、建曲、山楂（焦）组成。其具有清热凉血、解毒消斑的功效。

2. 适合什么样的银屑病患者使用？

用于银屑病进行期，血热所致的白疕，症见皮疹色鲜红、筛状出血明显、鳞屑多、瘙痒明显者。

3. 如何正确服用此药物？

胶囊剂：口服。一次4粒，一日3次。

水丸：一次6g，一日3次。

4. 服用本药时应注意什么？

① 脾胃虚寒者不宜服用。② 孕妇禁用；老年体弱者、哺乳期妇女应慎用；儿

童药量不宜过大；过敏体质者慎用。③忌食白酒、羊肉等辛辣厚味及刺激性食物。④本品含青黛，连服4周以上应定期检查血常规及肝功能。如血常规、肝功能异常应停用。

5. 服用本药后会有什么不良反应，如何处理？

如服药呕吐或胃肠不适者，可采用凉药热服法，一般宜用饭后温开水送服。

预防措施

预防感冒、上呼吸道感染等感染。积极治疗慢性鼻炎、咽炎等慢性感染。避免思想情绪波动。戒烟。饮食宜清淡，少食煎烤、油炸之品及热性食物，如牛羊肉、辣椒等，可食清凉瓜果，如西瓜、苦瓜等。

小贴士

本病目前尚不能完全根治，但多数临床痊愈或缓解。勿听信广告等宣传，滥用毒副作用较大的药物。

银屑病消退期：血燥证

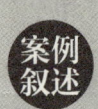
案例叙述

女性，55岁，因"全身起红斑、脱屑，间歇发作10余年"来皮肤科就诊。在其躯干、四肢泛发指甲盖大小至手掌大小淡红色浸润性斑块，上覆银白色鳞屑，部分中心消退。同时自诉有口干、咽燥，大便干的症状。检查其舌质淡，舌苔少；脉沉细。

病情分析

本例患者属于银屑病消退期，中医称为"白疕"。中老年女性，病程10余年，血热日久，燔灼阴血津液，阴血亏虚，不能濡养肌肤，故出现皮疹淡红，血燥生风则层层脱屑。而舌质淡，舌苔少；脉沉细，正是血燥的特点。

各论 银屑病

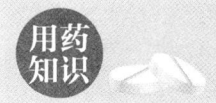

1. 选择什么药物适合？

选用苦丹丸，该组方的药物有丹参、苦参、红花、赤芍、牡丹皮、当归、何首乌、白鲜皮、荆芥、金银花、莪术、三棱、生地黄、玄参、蝉蜕。其具有养血润燥、凉血化瘀、祛风止痒的功效。

2. 适合什么样的银屑病患者使用？

银屑病消退期患者。适用于血虚风燥型的白疕，症见皮损干燥，鳞屑较多，伴有明显瘙痒等。

3. 如何正确服用此药物？

丸剂口服，一次6g，一日3次。

4. 服用本药时应注意什么？

经期慎用。

5. 相似功效的中成药还可选择哪些？

还可选择六味地黄丸、大补阴丸、四物合剂等。

预防感冒、上呼吸道感染等感染。积极治疗慢性鼻炎、咽炎等慢性感染。避免思想情绪波动。戒烟。饮食宜清淡、少食煎烤、油炸之品及热性食物，如牛羊肉、辣椒等，可食清凉瓜果，如西瓜、苦瓜等。

小贴士

此病较顽固、易复发，应勤与患者沟通，避免急躁不安情绪，忌怒，心情舒畅，保持良好情绪。

银屑病稳定期：血瘀证

案例叙述　一中年女性，因"全身起红斑、脱屑，间歇发作20余年"来皮肤科就诊。在其躯干、四肢泛发指甲盖大小至手掌大小暗红色浸润性肥厚斑块，上覆厚银白色鳞屑。同时自诉有痛经，舌质紫暗，有瘀点；脉涩。

病情分析　本例患者符合银屑病血瘀证，其病程日久，气机不畅，气滞血瘀，则局部肥厚；血脉瘀滞，经行不畅，"不通则痛"，则出现痛经。又舌质暗，苔白，脉弦细，中医辨证属血瘀证，治宜活血解毒。

用药知识

1. 选择什么药物适合？

选用血府逐瘀口服液（胶囊），本方来源于清代名医王清任著作《医林改错》，该组方的药物有桃仁（炒）、红花、地黄、川芎、赤芍、当归、牛膝、柴胡、桔梗、枳壳（麸炒）、甘草，具有活血祛瘀、行气止痛的功效。

2. 适合什么样的银屑病患者使用？

银屑病稳定期血瘀证患者。

3. 正确服用此药物的方法？

口服液：口服。一次10ml，一日3次；或遵医嘱。
胶囊剂：口服。一次6粒，一日2次。

各论 银屑病

 4. 服用本药时应注意什么？

忌烟酒、辛辣、油腻及腥发食物。

 5. 相似功效的中成药还可选择哪些？

还可选用大黄䗪虫胶囊、活血消炎丸。

预防感冒、上呼吸道感染等感染发生。积极治疗慢性鼻炎、咽炎等慢性感染。避免思想情绪波动。戒烟。饮食宜清淡、少食煎烤、油炸之品及热性食物，如牛羊肉、辣椒等。

小贴士

本型宜食健脾利湿、活血散瘀之品，如薏米粥、山药、山楂、红糖等。

玫瑰糠疹

血热内蕴，外感风邪

案例叙述 25岁男患者，因"全身起红斑、脱屑伴瘙痒7天"来皮肤科就诊。在其躯干、四肢近心端多发绿豆至指甲盖大小椭圆形玫瑰红色斑块，上覆少许糠状鳞屑。皮疹长轴跟皮纹走行一致。同时自诉有咽痛，大便干、小便黄的症状。检查其舌质红，舌苔薄黄；脉弦滑。

病情分析 本例患者皮损符合玫瑰糠疹，中医称为"风热疮"。患者皮损色红，同时有咽痛，大便干、小便黄，舌质红，舌苔薄黄，脉弦滑，辨证属血热内蕴，外感风邪，故本患者应选用清热凉血、散风止痒功效的药物。

用药知识

1. 选择什么药物适合？

选用复方青黛胶囊，本方由青黛、紫草、土茯苓、萆薢、蒲公英、马齿苋、贯众、丹参、白鲜皮、白芷、乌梅、五味子（酒）、建曲、山楂（焦）组成。其具有清热凉血、解毒消斑的功效。

2. 适合什么样的玫瑰糠疹患者使用？

用于玫瑰糠疹，因血热所致，症见淡红色椭圆形斑片，沿皮纹长轴分布，边缘覆盖干燥细碎鳞屑，伴有轻重不同的痒感，常见心烦，口渴，性情急躁，大便干燥，小便微黄。

3. 如何正确服用此药物？

胶囊剂：口服。一次4粒，一日3次。

水丸：一次6g，一日3次。

各论 玫瑰糠疹

4. 服用本药时应注意什么？

①脾胃虚寒者不宜服用。②孕妇禁用。老年体弱者、哺乳期妇女应慎用。儿童药量不宜过大。过敏体质者慎用。③忌食白酒、羊肉等辛辣厚味及刺激性食物。④本品含青黛，连服4周以上应定期检查血常规及肝功能。如血常规、肝功能异常应停用。

5. 服用本药后会有什么不良反应，如何处理？

如服药呕吐或胃肠不适者，可采用凉药热服法，一般宜用饭后温开水送服。

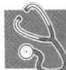
6. 相似功效的中成药还可选择哪些？

可以选用消银胶囊、防参止痒颗粒、防风通圣丸等。

预防措施

预防感冒、上呼吸道感染等感染发生。积极治疗慢性鼻炎、咽炎等慢性感染。饮食宜清淡、少食煎烤、油炸之品及热性食物，如牛羊肉、辣椒等，可食清凉瓜果，如西瓜、苦瓜等。

小贴士

本病有自愈倾向，自然病程6～8周。不必恐慌。

鱼鳞病

血虚风燥

案例叙述　20岁男患者，因"全身皮肤干燥粗糙20年"来皮肤科就诊。患者出生时就出现躯干、四肢伸侧皮肤干燥粗糙，形似鱼鳞状，无痒痛，冬重夏轻。同时自诉有食欲不振、四肢乏力、精神恍惚、少气懒言的症状。检查其口唇指甲淡白，舌质淡红，舌苔白，脉沉细。

病情分析　本例患者出生时就发病，皮肤干燥、粗糙，呈鱼鳞状，诊断鱼鳞病并不困难，属中医"蛇皮癣"。患者具食欲不振、四肢乏力、精神恍惚、少气懒言的症状。检查其口唇指甲淡白，舌质淡红，舌苔白，脉沉细，辨证属血虚风燥证，故相对应本患者应选养血活血、祛风润燥的药物。

用药知识

1. 选择什么药物适合？

选用八珍颗粒（丸），由熟地黄、党参、当归、白芍（炒）、白术（炒）、茯苓、川芎、炙甘草组成，有补气益血的功效。

2. 适合什么样的鱼鳞病患者使用？

用于鱼鳞病患者伴有气血不足的症状，如食欲不振、四肢乏力、精神恍惚、少气懒言、口唇指甲淡白者为佳。

3. 如何正确服用此药物？

颗粒剂：开水冲服，一次1袋，一日2次。

丸剂：口服。水蜜丸一次6g，大蜜丸一次1丸，一日2次。

4. 服用本药时应注意什么？

①本品为气血两虚证而设，体实有热者忌服；②感冒者慎用，以免表邪不解；③服药期间饮食宜选清淡易消化之品，忌食辛辣、油腻、生冷之品。

5. 相似功效的中成药还可选择哪些？

可选用四物颗粒、大黄䗪虫胶囊等。

本病是遗传病，避免近亲结婚。

小贴士

本病不能治愈，只能临床改善，勿乱服药物。勿过度洗涤，多涂润肤保湿油膏。

色素性紫癜性皮肤病

血热生风证

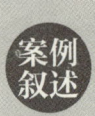
案例叙述　30岁男性，因为"双下肢起红疹子5天"至皮肤科就诊。患者5天前双下肢出现许多小疹子，瘙痒。检查：双下肢小腿可见密集、针尖大小的红色斑疹、斑丘疹，部分融合成片，略高出皮面，对称分布。舌质淡，舌尖红，苔薄黄，脉弦数。

病情分析　患者皮疹发于双下肢，部分融合，伴有瘙痒，诊断为色素性紫癜性皮肤病，患者起病突然，瘙痒明显，舌质淡，舌尖红，苔薄黄，脉弦数，证属血热生风证，治以凉血息风。

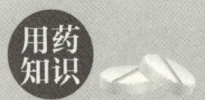
用药知识

1. 选择什么药物适合？

应该选用清开灵颗粒，本药由胆酸、黄芩苷、水牛角、珍珠母、猪去氧胆酸、金银花、板蓝根、栀子等组成，有清热解毒、镇静安神的功效。

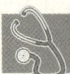
2. 适合什么样的色素性紫癜性皮肤病患者使用？

适合色素性紫癜性皮肤病血热生风证患者，证见起病迅速，皮疹为针头至粟米大小的圆形或多角形丘疹，颜色鲜红或互相融合，常对称分布，瘙痒明显；舌质淡，舌尖红，苔薄黄，脉弦数。

3. 如何正确服用此药物？

每袋装3g，口服。一次3～6g，一日2～3次；儿童酌减或遵医嘱。

4. 服用本药时应注意什么？

久病体虚便溏者慎用；忌辛辣刺激性食物。

各论 色素性紫癜性皮肤病

5. 服用本药后会有什么不良反应，如何处理？

本药性寒凉，若服药后出现胃部不适、腹泻等症状，可减量或饭后服药。

加强营养，多食新鲜水果和蔬菜，忌食辛辣发物；避免过度搔抓和皮肤外伤，防止继发感染；保持心情舒畅，注意休息。

小贴士
色素性紫癜性皮肤病病程长，易反复，但本药药性寒凉，不应长期服药，若服药后反复不愈，应及时就医。

血热生瘀证

40岁男性，因为"双下肢起红疹子2周"，至皮肤科就诊。患者2周前双下肢出现许多小疹子，瘙痒，颜色逐渐转为暗红色，但未消退。检查可见双下肢小腿有密集、针尖大小的暗红色斑丘疹，部分融合成片，略高出皮面，对称分布，舌红，苔黄，脉弦数。

患者皮疹发于双下肢，部分融合，伴有瘙痒，诊断为色素性紫癜性皮肤病，患者病程较短，皮疹暗红色，瘙痒，舌红，苔黄，脉弦数，证属血热生瘀证，治以凉血活血。

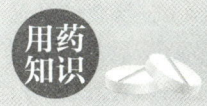

1. 选择什么药物适合？

应选择复方丹参片，本药由丹参、三七、冰片等组成，有活血化瘀、理气止痛的作用。

 2. 适合什么样的色素性紫癜性皮肤病患者使用?

　　适合色素性紫癜性皮肤病血热生瘀证患者，证见病程较短，皮疹以红色或紫红色丘疹和部分融合的斑丘疹为主，有灼热感，渐转暗棕色，或伴有瘙痒；舌质红或带紫，苔黄，脉弦数。

 3. 如何正确服用此药物?

　　口服，一次3片，一日3次。

 4. 服用本药时应注意什么?

　　脾胃虚寒患者慎用，饭后服用；本品含有活血化瘀之药，孕妇禁用；饮食宜清淡、低盐、低脂。食勿过饱。忌食生冷、辛辣、油腻之品，忌烟酒、浓茶；个别人服药后胃脘不适，宜饭后服用。

 5. 服用本药后会有什么不良反应，如何处理?

　　女患者服药后，出现月经量多，可避开经期服药或减量。

 预防措施

　　注意劳逸结合，勿久立、勿过劳；保持心情舒畅，避免情志刺激；治疗妇科病，保持月经通畅。

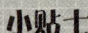 **小贴士**

　　本药有活血止痛的作用，尚可治疗痛经、心痛等病症。

各论 色素性紫癜性皮肤病

血燥伤阴证

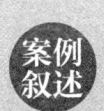
案例叙述

60多岁男患者，因为"双下肢起红疹子1年"至皮肤科就诊。患者1年前双下肢出现许多小疹子，伴有瘙痒，经治疗，皮疹逐渐消退，目前遗留少量皮疹及色素沉着。同时患者自觉口干唇燥。检查可见双下肢小腿散见淡红针尖大小的暗红色斑丘疹及色素沉着，双小腿皮肤干燥、粗糙，舌红，少苔，脉细数。

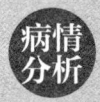
病情分析

患者皮疹发于双下肢，部分融合，伴有瘙痒，诊断为色素性紫癜性皮肤病，患者病程长，皮疹暗红色，瘙痒，舌红，少苔，脉细数，证属血燥伤阴证，治以养阴润燥。

用药知识

1. 选择什么药物适合?

应该选用湿毒清胶囊，本药由地黄、当归、苦参、白鲜皮、土茯苓、黄芩、丹参、蝉蜕、甘草等组成，有养血润肤、祛风止痒的功效。

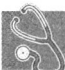
2. 适合什么样的色素性紫癜性皮肤病患者使用?

适合色素性紫癜性皮肤病血燥伤阴证患者，证见病程较长，皮损部位色素沉着，粗糙、干燥、脱屑，或丘疹密集粗厚而瘙痒，口干、唇燥；舌质红，少苔，脉细数或涩。

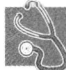
3. 如何正确服用此药物?

每粒装0.5g，一次3～4粒，一日3次。

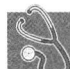
4. 服用本药时应注意什么?

湿热俱盛或火热炽盛者慎用；孕妇慎用；忌食辛辣、海鲜食品；过敏体质者慎用。

5. 服用本药后会有什么不良反应,如何处理?

本药性寒，若服药后出现胃部不适或腹泻的症状，应饭后服药或减量；若出现过敏反应，应立即停药、就医。

少食辛辣刺激饮食，多食新鲜水果和蔬菜；冬季适度沐浴，勤抹润肤油。

小贴士

本药含有土茯苓、白鲜皮等药物，长期服用应定期复查肝肾功能；本药含有蝉蜕，对异种蛋白过敏的患者应谨慎服药。

过敏性紫癜

血热发斑证

案例叙述 20岁男性,因为"双下肢起红疹子3天"至皮肤科就诊。患者3天前曾有感冒、咽痛等情况,接着双下肢出现许多针尖大小疹子,略感瘙痒。检查可见双下肢小腿可见密集、针尖大小的红色斑疹,瘀点,略高出皮面。舌质红,苔薄黄,脉细数。查血常规、尿常规等未见明显异常。

病情分析 患者皮疹发于双下肢,为密集红色小丘疹、瘀点,诊断为过敏性紫癜,中医称之为"葡萄疫",患者起病突然,有感冒、咽痛等诱因,舌质红,苔薄黄,脉细数,证属血热发斑证,治以凉血消斑。

用药知识

1. 选择什么药物适合?

选择复方青黛胶囊,本药由青黛、紫草、土茯苓、萆薢、蒲公英、马齿苋、贯众、丹参、白鲜皮、白芷、乌梅、五味子(酒)、建曲、山楂(焦)等组成,有清热凉血、解毒消斑的功效。

2. 适合什么样的过敏性紫癜患者使用?

本药适合过敏性紫癜血热发斑证,证见起病突然,皮疹稍高出皮面,有时融合成片,甚至发生血疱。自觉瘙痒,常有疲乏、身热、口干、咽痛,亦可有关节疼痛或腹痛、血尿,舌质红,苔薄黄,脉细数或弦细数等。

3. 如何正确服用此药物?

每粒装0.5g,口服。一次4粒,一日3次。

4. 服用本药时应注意什么？

脾胃虚寒者不宜服用；孕妇禁用；忌食白酒、羊肉等辛辣厚味及刺激性食物；老年体弱者、哺乳期妇女应慎用；儿童药量不宜过大；过敏体质者慎用。本品含青黛，连服 4 周以上应定期检查血常规及肝功能。如血常规、肝功能异常应停用。

 5. 服用本药后会有什么不良反应，如何处理？

文献报道个别患者服用复方青黛胶囊后引起的各种不良反应有：肝损害、月经紊乱、药物性肝炎、胃出血、手指甲变黑、剧烈腹泻、固定红斑型药疹、便血等。所以应严格由医生处方用药，并严格掌握适应证，非血热发斑实证，不可服用，并且中病即止，不可久服，服药期间注意复查肝肾功能等指标。

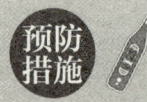

平时适度参加体育活动，增强体质，提高抗病能力。急性期时，要休息，限制活动，消除其恐惧紧张心理。过敏性紫癜要尽可能找出引发的各种原因。积极防治上呼吸道感染，控制扁桃体炎、龋齿、鼻窦炎，驱除体内各种寄生虫，饮食宜清淡，富于营养，易于消化，不吃容易引起过敏的饮食及药物。忌辛辣刺激食物。

小贴士

本药较为寒凉，易出现胃部不适、恶心及腹泻等不良反应，要严格掌握适应证，饭后服药，不可久服。

湿热下注证

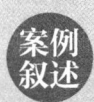
30岁男性，因为"反复双下肢起红疹子2年"至皮肤科就诊。患者2年来，反复双下肢起红疹子，略感瘙痒，皮疹多于饮酒或疲劳后发作。查体可见双下肢密集红色针尖大小斑疹、瘀点，对称分布。舌红，苔黄腻，脉滑数。查血常规、尿常规等未见明显异常。

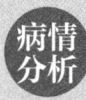
患者皮疹发于双下肢，为密集红色小丘疹、瘀点，诊断为过敏性紫癜，中医称之为"葡萄疫"，患者慢性病程，反复发作，多于饮酒及疲劳后发作，舌红，苔黄腻，脉滑数，证属湿热下注证，治以清热利湿。

1. 选择什么药物适合？

应该选用四妙丸，本药由黄柏、苍术、薏苡仁、牛膝组成，有清热利湿的功效。

2. 适合什么样的过敏性紫癜患者使用？

适合过敏性紫癜湿热下注证的患者，证见皮疹，以下肢为重。常伴有足踝肿胀，关节疼痛，屈伸不利，四肢沉重。可见口干不欲饮、小便短赤等表现。舌红，苔黄腻，脉滑数。

3. 如何正确服用此药物？

口服，一次6g，一日2次。

4. 服用本药时应注意什么？

方中含牛膝，活血通经、引药下行，有碍胎气，孕妇慎用。服药期间饮食宜用清淡易消化之品，忌饮酒，忌食鱼腥、辛辣油腻之品。

5. 服用本药后会有什么不良反应，如何处理？

本药有清利湿热的作用，若服药后出现口干等表现，可适度减量或遵医嘱。

忌辛辣刺激，忌饮酒，多食水果蔬菜等；避免久立久站。

小贴士

本药有清利下焦湿热的功效，故发于下部的病症，辨证为湿热下注的，如足癣、下肢湿疹等，可以参考服用。

脾失统摄证

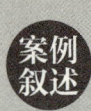

30岁女性患者，因为"反复双下肢起红疹子5年"至皮肤科就诊。患者5年来，反复双下肢起红疹子，略感瘙痒，皮疹多于疲劳后发作。并且患者自诉经常没有精神，失眠健忘，倦怠无力，月经量少。查体可见双下肢密集暗红色针尖大小斑疹、瘀点，对称分布。舌淡，苔白，脉细弱。查血常规、尿常规等未见明显异常。

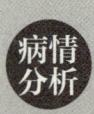

患者皮疹发于双下肢，为密集暗红色小丘疹、瘀点，诊断为过敏性紫癜，中医称之为"葡萄疫"，患者病程长，反复发作，疲劳后明显，伴有没有精神、失眠健忘、倦怠无力、月经量少等症状。舌淡，苔白，脉细弱，证属脾失统摄证，治以健脾摄血。

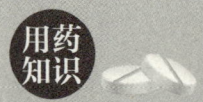

1. 选择什么药物适合？

应该选择归脾丸，本药由炙黄芪、龙眼肉、党参、白术（炒）、当归、茯苓、酸枣仁（炒）、远志（制）、木香、炙甘草组成，有益气健脾、养血安神的作用。

 2. 适合什么样的过敏性紫癜患者使用?

适合过敏性紫癜脾虚失摄证的患者，证见病程较久，常反复发作，皮疹紫暗，面色萎黄，倦怠无力。舌淡或有齿痕，苔白，脉细弱或沉缓等。

 3. 如何正确服用此药物?

每 8 丸相当于原药材 3g，口服，一次 8～10 丸，一日 3 次。

 4. 服用本药时应注意什么?

本品为心脾两虚之证而设，若阴虚火旺者忌用。服药期间，宜食清淡易消化食品，忌食辛辣、生冷、油腻之品，以免加重病情。

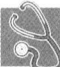 **5. 服用本药后会有什么不良反应，如何处理?**

本药为补益剂，若服药后出现"上火"等不良反应，应减量或遵医嘱。

预防措施

注意休息，劳逸结合；保持充足睡眠；平时避免久立。

小贴士

本药有补益气血之功，心脾气血两虚之人，尤其是对于长期伏案工作的知识分子、学生，有很好的改善失眠、健忘等作用。

阴虚火旺证

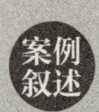

50岁女性患者，因为"反复双下肢起红疹子1年余"至皮肤科就诊。患者1年来，反复双下肢起红疹子，瘀点，略感瘙痒，同时患者自诉似乎进入"更年期"，经常潮热盗汗，失眠，低热。舌红，无苔，脉细数等。查血常规、尿常规等未见明显异常。

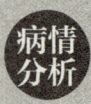

患者皮疹发于双下肢，为密集暗红色小丘疹，诊断为过敏性紫癜，中医称之为"葡萄疫"，患者中年女性，皮疹反复发作，伴有潮热盗汗，失眠，低热，舌红，无苔，脉细数，证属阴虚火旺证，治以滋阴降火。

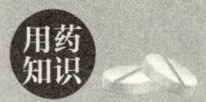

1. 选择什么药物适合？

应该选择大补阴丸，本药由熟地黄、龟甲（醋炙）、知母（盐炒）、黄柏（盐炒）、猪脊髓组成，有滋阴降火的作用。

2. 适合什么样的过敏性紫癜患者使用？

适合过敏性紫癜阴虚火旺证的患者，证见皮疹紫红瘀，色不鲜明，分布稀疏，反复发作。并见形体消瘦，烦热盗汗，唇绛口干，低热，颧红，眠差，盗汗，或兼见便血、尿血诸症。舌红无苔或光剥，脉细数等。

3. 如何正确服用此药物？

每丸重9g，口服，大蜜丸一次1丸，一日2次。

4. 服用本药时应注意什么？

本品为阴虚火旺证而设，气虚发热者及火热实证者忌服。感冒者慎用，以免表邪不解。本品滋腻而寒凉，凡脾胃虚弱、痰湿内阻、脘腹胀满、食少便溏者慎用。服药期间饮食宜选清淡易消化之品，忌食辛辣、油腻之品。

各论 过敏性紫癜

5. 服用本药后会有什么不良反应，如何处理？

本药性凉，若服药后出现腹泻等不适，应该减量或饭后服药。

饮食宜清淡，少食辛辣刺激及厚味饮食；不饮酒；积极防治上呼吸道感染，扁桃体炎、龋齿、鼻窦炎等炎症性皮肤病，防止出现热伤阴分的情况。

小贴士

本药性味寒凉且滋腻，长期服药有出现食欲减退的可能，可结合一些行气导滞药共同服用。

结节性红斑

湿热蕴结证

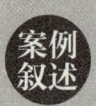

案例叙述 20岁女性,因为"双下肢红斑1天"至皮肤科就诊。患者1天前,过食辛辣后,双小腿起红斑,自觉灼热疼痛,并且伴有小便黄赤、口干口苦等症状。查体见:双下肢小腿伸侧散见数枚蚕豆大小鲜红色、水肿性斑片,肤温高,压痛明显。舌红,苔黄,脉滑数。

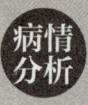

病情分析 患者青年女性,双小腿伸侧起疼痛性红斑,诊断为结节性红斑,中医称之为"瓜藤缠",患者起病突然,由于过食辛辣刺激食物发作,伴有小便黄赤、口干口苦等症状,证属湿热蕴结证,治以清利湿热。

1. 选择什么药物适合?

选用龙胆泻肝丸。本药含有龙胆草、黄芩、栀子、车前子、泽泻、川木通、当归(酒炒)、地黄、炙甘草等,有清肝胆、利湿热的功效。

2. 适合什么样的结节性红斑患者使用?

适合结节性红斑湿热蕴结证,证见起病急促,双小腿结节鲜红,自觉灼热,疼痛明显;伴发热、咽痛、肌肉关节疼痛,小便黄赤、口干口苦;舌红苔黄,脉浮数或滑数。

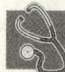

3. 如何正确服用此药物?

口服,一次3~6g,一日2次。

4. 服用本药时应注意什么?

本品清肝胆实火,若阴虚火旺、脾胃虚寒者忌用;方中含有活血、淡渗利湿之品,有碍胎气，孕妇慎用；服药期间饮食宜用清淡易消化之品，忌食辛辣油腻之品，以免助热生湿；本药苦寒，易伤正气，体弱年迈者慎服，即使体质壮实者，也当中病即止，不可过服、久服。

 5. 服用本药后会有什么不良反应，如何处理？

如服药呕吐或胃肠不适者，可采用凉药热服法，一般宜用温开水送服。

本病的可能原因包括感染，常见上呼吸道感染，药物等。注意预防感冒，及时治疗各种感染，加强锻炼，增强体质，有一定预防作用。

小贴士

既往曾经有关木通引起肾损害的报道，国家已经将关木通更换为川木通，目前尚未检索到有关含川木通的龙胆泻肝丸的不良反应报道。

本病可能是其他系统疾病的皮肤表现，要注意有无其他皮肤外表现，及早进一步检查。

气滞血瘀证

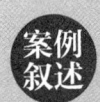

40岁女性，因为"反复双下肢起疼痛性红斑5天"至皮肤科就诊。患者5年来，反复双下肢小腿起疼痛性红斑，多于恼怒生气后发作，平素月经痛经，血块多，口干口苦，大便秘结。查体：双下肢小腿伸侧散见数枚蚕豆大小暗红色、质硬斑片，压痛明显。舌红有瘀点，苔薄黄，脉涩。

患者双小腿伸侧起疼痛性红斑，诊断为结节性红斑，中医称之为"瓜藤缠"，患者中年女性，皮疹反复发作，恼怒生气后发作，平素月经痛经，血块多，口干口苦，大便秘结。证属气滞血瘀证，治以行气活血。

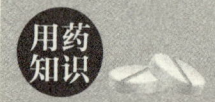

1. 选择什么药物适合?

应选择复方丹参片,本药由丹参、三七、冰片等组成,有活血化瘀、理气止痛的作用。

2. 适合什么样的结节性红斑患者使用?

适合结节性红斑气滞血瘀证,证见病程日久未愈,结节逐渐成紫红色或暗红色,疼痛或压痛明显,硬度增加;伴口干口苦,大便秘结;舌红或紫红有瘀点,苔薄黄,脉涩。

3. 如何正确服用此药物?

口服,次3片,一日3次。

4. 服用本药时应注意什么?

脾胃虚寒患者慎用,尽可能饭后服用;本品含有活血化瘀之药,孕妇禁用;饮食宜清淡、低盐、低脂;食勿过饱;忌食生冷、辛辣、油腻之品,忌烟酒、浓茶;个别人服药后胃脘不适,宜饭后服用。

5. 服用本药后会有什么不良反应,如何处理?

女患者服药后,出现月经量多,可避开经期服药或减量。

加强营养,多食新鲜水果和蔬菜,忌食辛辣发物;避免过度搔抓和皮肤外伤,防止继发感染;保持心情舒畅,注意休息。

结节性红斑

小贴士

本药有活血止痛的功效,对于瘀血阻滞所造成的痛经、心绞痛也有一定疗效。

肝肾不足证

案例叙述

50岁女性,因为"反复双下肢起疼痛性红斑5年"至皮肤科就诊。患者5年来,反复双下肢小腿起疼痛性红斑,劳累后发作,同时伴头晕乏力,腰膝酸软,五心烦热。查体:双下肢小腿伸侧散见数枚蚕豆大小暗红色斑片,有压痛。舌红,少苔,脉细数无力。

病情分析

患者双小腿伸侧起疼痛性红斑,诊断为结节性红斑,中医称之为"瓜藤缠",患者中年女性,皮疹反复发作,劳累后发作,同时伴头晕乏力,腰膝酸软,五心烦热,证属肝肾阴虚证,治以滋补肝肾。

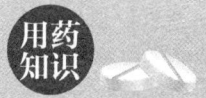

1. 选择什么药物适合?

应该选用六味地黄丸,本药由熟地黄、山茱萸(制)、山药、泽泻、茯苓、牡丹皮等组成,有滋阴补肾的功效。

2. 适合什么样的丹毒患者使用?

适合结节性红斑肝肾不足证,证见双下肢结节淡红,或暗红,病程日久;伴头晕乏力,腰膝酸软,五心烦热;舌淡或绛,脉细数无力。

3. 如何正确服用此药物?

每8丸相当于原药材3g,口服,一次8丸,一日3次。

4. 服用本药时应注意什么？

本品为阴虚证而设，体实及阳虚者忌服；感冒者慎用，以免表邪不解；本品药性滋腻，有碍消化，凡脾虚、气滞、食少纳呆者慎服；服药期间饮食宜选清淡易消化之品，忌食辛辣、油腻之品。

5. 服用本药后会有什么不良反应，如何处理？

服药后若出现消化不良、胃部不适等症状，可减量或辅助其他醒脾和胃药物。

预防措施

急性期尽量卧床休息，抬高患肢，以减轻局部肿痛；忌食辛辣、醇酒等热性之物；避免受寒及强体力劳动，或激烈体育活动；积极寻找病因，对感染病灶进行及时治疗。

小贴士

近年来关于泽泻肝肾毒性的报道时有出现，故不建议长期、大量服用本药。

日光性皮炎

湿热内蕴，复感阳毒

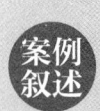

案例叙述　40岁女患者，因"日晒后面颈、双上肢起红斑伴痒痛1天"来皮肤科就诊。查体见面颈、双上肢都有弥漫大片状红斑。同时自诉有口干口苦、小便黄、大便干燥的症状。检查其舌质红色，舌苔黄，脉象弦滑。寻求诊断及治疗。

病情分析　本例患者诊断日光性皮炎并不困难，属中医"日晒疮"。皮损色红，口干，口苦，小便黄，大便干，舌红苔黄，属湿热内蕴，复感阳毒。故相对应本患者应选用凉血解毒、清热除湿的药物。

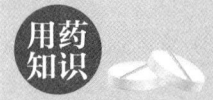

1. 选择什么药物适合？

选用龙胆泻肝丸，金元时期，中医"脾胃学说"创始人李东垣，在其所撰的《兰室秘藏》中曾使用本方，其包括龙胆草、柴胡、泽泻、车前子、生地黄等药味，有清肝胆、利湿热的功效。

2. 适合什么样的日光性皮炎患者使用？

日光性皮炎伴有口干、口臭，或口苦，或胸肋胀痛，或头晕，或眼结膜充血的肝胆湿热患者为佳。

3. 如何正确服用此药物？

常见有水丸，口服，一次3～6g，一日2次。大蜜丸，口服，一次1～2丸，一日2次。颗粒剂温开水送服，一次1～2袋，一日2次。口服液，口服，一次10ml，一日3次。

4. 服用本药时应注意什么?

①本品清肝胆实火,若阴虚火旺、脾胃虚寒者忌用;②方中含有活血、淡渗利湿之品,有碍胎气,孕妇慎用;③服药期间饮食宜用清淡易消化之品,忌食辛辣油腻之品,以免助热生湿;④本药苦寒,易伤正气,体弱年迈者慎服,即使体质壮实者,也当中病即止,不可过服、久服。

5. 服用本药后会有什么不良反应,如何处理?

如服药呕吐或胃肠不适者,可采用凉药热服法,一般宜饭后用温开水送服。

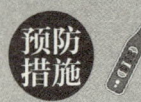
预防措施

避免阳光暴晒,夏季应缩短在室外劳作时间;采取打伞、穿长袖衣裤、戴宽边遮阳帽、擦防晒霜等方式做好防护。

小贴士

既往曾经有关木通引起肾损害的报道,国家已经将关木通更换为川木通,目前尚未检索到有关含川木通的龙胆泻肝丸的不良反应报道。

痱子

暑湿蕴结

案例叙述　4岁女性,夏季酷暑时节,因"颈部、腋下、腹股沟及臀部起疹伴痒2天"来皮肤科就诊。在其颈部、腋下、腹股沟及臀部密集针尖大小肤色丘疹,周围轻度红晕,自觉瘙痒灼热感。检查其舌质红色,舌苔黄,脉象弦。

病情分析　本例患者发生于夏季酷暑时节,皮疹发于多汗部位,诊断痱子并不困难,属中医"痤痱疮"。本病是由于夏日蕴湿,复感暑邪,熏蒸皮肤,闭于毛孔,汗出不畅,汗液潴留于皮肤而引起,故相对应本患者应选用清暑除湿的药物。

用药知识

1. 选择什么药物适合?

选用六一散,六一散被誉为"凡人之仙药",是祛暑良方。相传"六一散"为金元四大家之一的刘完素(别号刘河间)所创。本方由滑石粉、生甘草组成,两种药药量之比为六比一,故名六一散。本方有清暑利湿的功效。

2. 适合什么样的痱子患者使用?

痱子伴有身热汗出,口渴心烦,小便短赤或涩痛的患者为佳。

3. 如何正确服用此药物?

调服或包煎服,一次6～9g,一日1～2次;外用,扑撒患处。

4. 服用本药时应注意什么?

若阴虚,内无湿热,或小便清长者忌用。孕妇忌服。

5. 服用本药后会有什么不良反应，如何处理？

如服药呕吐或胃肠不适者，可采用凉药热服法，一般宜饭后用温开水送服。

平时注意皮肤清洁，勤洗澡，保持皮肤干燥，清洗后扑撒痱子粉或松花粉，可预防痱子发生。

小贴士

绿豆适量，煮水代茶饮，或薄荷煮水加糖代茶饮，可预防治疗本病。

中成药药名索引

安宫牛黄丸 85

八珍颗粒 60，132

白驳丸 111

白癜风胶囊 111

白灵片 110，112

白蚀丸 111，112

补中益气丸 77

参苓白术散 122

参苓白术丸 43，99

苍肤水剂 87

大补阴丸 144

大黄䗪虫胶囊 60，101，129

大黄䗪虫丸 67，116，118

丹栀逍遥丸 52，54

当归苦参丸 114，116

导赤丸 46，48

二妙丸 50，51

二至丸 108

防参止痒颗粒 50，56

防风通圣丸 51，63

复方丹参片 135，148

复方青黛胶囊 125，130，139

复芪止汗颗粒 59

感冒清热颗粒 57

归脾丸 92，142

黄连上清丸 95

活血消炎丸 129

加味逍遥丸 90

健脾疏肝丸 107

金花消痤丸 114，118

金匮肾气丸 108，109

荆防颗粒 56，59

苦丹丸 127

连翘败毒丸 75，80

六味地黄丸 107，109，149

六一散 153

龙胆泻肝丸 41，53，70，82，97，146，151

牛黄解毒丸 94，96，104

皮肤病血毒丸 115，116，119

七宝美髯丸 120

启脾丸 44，47，48

清开灵颗粒 134

人参固本丸 95，96

人参养荣丸 78

润燥止痒胶囊 44，54

生脉胶囊 74

湿毒清胶囊 65，137

湿毒清片 45

四妙丸 51，141

四物合剂 57，59

四物颗粒 58，60

乌蛇止痒丸 53，54，68

逍遥丸 106，107，109

消痤丸 115

消风止痒颗粒 49，51，55，59，62

小儿七星茶 47

小儿香橘丹 48

泻肝安神丸 53

血府逐瘀口服液 100，128

荨麻疹丸 56

鸦胆子仁 88

银翘解毒丸 89，102

右归丸 109

玉屏风胶囊 123

玉屏风颗粒 58，59，96

知柏地黄丸 108

栀子金花丸 72，84，113，116，117

滋补肝肾丸 112